中医心阅

医　案

谢新才　孙　悦　著

全国百佳图书出版单位
中国中医药出版社
·北　京·

图书在版编目（CIP）数据

医案/谢新才，孙悦著．—北京：中国中医药出
版社，2023.6
（中医心阅）
ISBN 978 - 7 - 5132 - 8105 - 8

Ⅰ．①医…　Ⅱ．①谢…②孙…　Ⅲ．①医案-汇编-
中国-现代　Ⅳ．①R249.7

中国国家版本馆 CIP 数据核字（2023）第 059563 号

中国中医药出版社出版

北京经济技术开发区科创十三街 31 号院二区 8 号楼
邮政编码　100176
传真　010 - 64405721
万卷书坊印刷（天津）有限公司印刷
各地新华书店经销

开本 880×1230　1/32　印张 9　字数 166千字
2023 年 6 月第 1 版　2023 年 6 月第 1 次印刷
书号　ISBN 978 - 7 - 5132 - 8105 - 8

定价　49.00 元
网址　www.cptcm.com

服务热线　010 - 64405510
购书热线　010 - 89535836
维权打假　010 - 64405753

微信服务号　zgzyycbs
微商城网址　https://kdt.im/LIdUGr
官方微博　http://e.weibo.com/cptcm
天猫旗舰店网址　https://zgzyycbs.tmall.com

张 序

习近平总书记在中国中医科学院成立 60 周年的贺信中提道:"中医药学是中国古代科学的瑰宝,也是打开中华文明宝库的钥匙。"指出了中医学的学科属性:有深厚中华哲学底蕴的古代医学科学。

中医药学有几千年的文字记载历史,在保障民族昌盛、维护百姓健康中发挥着重要作用。中医药学一直延续不断,并且历久弥新,学术长青,至今仍然是医药卫生的重要力量,发挥着不可替代的作用,中西医并重成为我国医药卫生领域的最大特色和优势。

近百年来中医药也面临着严峻的考验,经历了跌宕起伏,生死存亡的艰苦历程,特别是在"五四运动"后的新文化运动及改革开放初期两个阶段表现得更为明显。当前也还有质疑中医科学性的声音。实践是检验真理的唯一标准,从 2003 年的严重急性呼吸综合征 (SARS) 到当下的新型冠状病毒感染 (简称"新冠"),突如其来的疫情是一场闭卷考试，没有试剂，没有疫苗，没有特效药，世界各国的医疗系统站在了同一起跑线上。我们用一个半月的时间控制了第一波疫情的发展，三个月实现社会面基本清零，取得了阶段性的胜利。在这场与生命赛跑的战役中，中医的早期介入，全程参与，有效控制转重率，对重症患者采取中西医结合救治，降低了死亡率，提高了治愈率。所筛选出的"三药三方"也是出自古代经典。在中医药整建制接管的江夏方舱医院中，更是交出了患者零转重、零复阳、医护零感染的出色答卷。中西医结合、中西药并用成为中国抗疫方案的亮点，也是中医药守正创新的一次生动实践，也为世界抗疫贡献了东方智慧，受到世界卫生组织（WHO）专家组的高度评价。

当前在我国有中西医两套医学体系，两套医学是根植于东西方文化土壤的不同的医学体系。二者站在不同的角度看待人体健康，哲学思想和诊疗方法并不相同，但是二者并不存在根本矛盾，其共同目的都是为了解除患者病痛。二者各有优势，可以优势互补，但不能相互替代。数十年的实践证明，中西医结合是解决重大疑难、治疗复杂疾病的好方法。要正确看待中西医的关系，不要轻易排斥任意一方，而要结合临床问题，将二者有序结合运用，取长补短，发挥各自优势。在"新冠"重症患者的救治中，就充分体现了中西医结合的优势，挽救了一批患者的性命。

毛泽东主席曾在《讲堂录》笔记中写道："医道中西，各有所长。中言气脉，西言实验。然言气脉者，理太微妙，常人难识，故常失之虚。言实验者，求专质而气则离矣，故常失其本，则二者又各有所偏矣。"一语道破中西医、宏微观脱节的问题。钱学森教授曾指出：中医是系统科学，是人类顶级的生命科学，是地地道道的尖端科学，21世纪医学的发展方向是中医而不是西医，西医也要走到中医的道路上来。汤钊猷院士更是前瞻性地提出用中医的智慧统率西医的技术是未来医学的方向。

新时代中医高质量发展，必须坚持传承精华、守正创新这个原则不动摇。中医不能再仅仅满足于疗效，须突破贯通宏观与微观的交界，融合现代科技以为己用；不仅用循证方法提供中医治疗方法的有效性证据，而要用现代科技手段，从微观领域讲清楚、说明白中医药的作用机制。中医人要紧紧把握天时、地利、人和的历史性机遇，肩负时代使命，增强民族自信，勇攀医学高峰，为中华民族伟大复兴和人类健康命运共同体的进步做出更大贡献。

谢新才、孙悦两位医生长期从事中医药临床工作，在临证实践中勇于探索，勤于思考，积极开展应用包括现代医学的现代科技手段研究、解释中医药治病原理，以及经络的现代生物学基础，开拓新的研究方向，大胆提出新观点、新理念，给人以启迪，令人耳目一新。

两位医生所著的《中医心阅》丛书，由中医基础到针药临床再到思路探讨，在理论上进行了阐述。翻阅书稿，能感受作者探求医道的勤奋和维系健康的初心。我更希望能够有越来越多的中医从业人员，能够在本职工作之外，潜心问道，博观约取，厚积薄发，也期盼更多的中医药人像两位作者一样，在临床实践中，深究学问，有所进取，推动中医药事业可持续发展。

有感而发，谨以为序。

张伯礼

中国工程院院士　国医大师

天津中医药大学　名誉校长

中国中医科学院　名誉院长

2023 年 2 月于天津团泊湖畔

曲 序

　　中医学是中国独具民族特色的学科，涉及从基础到临床的各个方面，为患者治疗各种急慢性病证，是极具文化生命力的瑰宝！在世界科学之中，中医药学是独秀一枝。既然中医学是祖国的瑰宝国粹，我们就要努力学习，总结整理，发扬光大！其也必须后继有人！谢新才就是其中之一。

　　谢新才主任医师于1992年9月考入北京市中医研究所，成为国医大师贺普仁教授的研究生。那时的我是国家中医药管理局第一批贺老学术传承人，为此，我们在工作中接触密切。在工作过程中，我发现他与一般的大学毕业生不一样：他才思敏捷，有较深厚的中医理论知识，且对"易学"有一定的了解。他表现在学习上是谦虚向学，锲而不舍，勤奋多学，如若继续努力，在不久的将来，定会是一位很有作为的中医人才！

　　在跟随贺老期间，谢新才耳濡目染，得其真传精要。他平常勤学深研医理，有不明白之处，经常带着问题去请教贺老。贺老见其热爱中医，一心为患者着想，对此很是欣赏，所以对他是有问必答，口传心授。在治病时，谢新才遵从《素问·至真要大论》中所提出的"必伏其所主，而先其所因"，根据中医学理论，找出致病的病因，寻找脏腑之间的表里关系、络属关系而选穴施药，真是学验俱丰，临床显效率高，深受患者的赞扬和好评！正如他的同窗好友陈武山主任医师所说："谢新才是才高八斗，敏敏好学，尊古而创新，临床经验丰富，疗效突出，痊愈率高！"

也正因如此，多年来，谢新才对中医学刻苦钻研，日思夜想，殚精竭虑，满脑子想的都是如何更好地用针药治愈患者，为病者造福！他出生在中医世家，从小就受到中医药的熏陶，也深知发展中医药的重要性，但是他认为只是自己努力为患者治疗是不够的，应该让更多的有志中医学者能孜孜不倦地学习中医，并将中医学发扬光大。为帮助后学，他利用平时的业余时间总结了自己的临床经验，并总结了他对中医的研究，例如怎样更好地治疗疑难病症，如何更好地推广、普及中医，以期更多的医务人员得以借鉴和应用，使广大的患者受益！谢新才基于如此之仁心仁德，不辞辛劳，奋笔耕耘，陆续出版了"中医心阅"系列之《中医基础理论解析》《中药临床》《经络临床》《探索篇》《养生篇》《医话》。以上著作对同业者有启迪作用，我阅读后受益匪浅，愿与同道共勉。

曲延华

2023 年 1 月

前 言

自 1988 年以来，笔者将临床中所诊治的典型病例逐一记下，其中多为疑难病，或极为危重，或经久不愈，或难寻头绪。如何突破，病该怎么治？笔者在基层卫生院工作期间，受制于经济条件，就诊患者多要求以最短的时间、最少的药费，获取最大的疗效。正是这样的历练，笔者逐步形成了"审因施治是根本，辨证论治为纲领"的思路。治疗过程遵循这一基本原则，审清病因，辨明体质，施以调治，往往效如桴鼓。就治病而言，把一个疾病研究清楚是治疗的基础，这一关卡突破了，治疗恶性肿瘤亦如同感冒；反之，对疾病认识不清，即便是咳嗽、胃脘痛这样的普通常见病，也会成为棘手难题。当然，影响疗效的因素是多样的，《素问·疏五过论》列举了医生所忽视的问题，而《史记·扁鹊仓公列传》中则提到了"病有六不治"是患者容易出现的问题，治病需要医患双方相互协调。

书中收录的病案有的较为详细，有的只有典型症状的记录，虽然体例上存在不一致的情况，但均可保证病案的真实性。部分病例虽然寥寥数语，但已经足以推断患者的病因病机。由于病案所涉及的时间跨度较长，随着对疾病的认识不断提升，现行的治疗方案虽更胜一筹，但保留部分早期的治疗案例，通过对比展示笔者思路延伸的过程，可供读者拓展思维。书中的部分理化检查未进行分析，可结合《探索篇》，供临床参考。

个人的思维和阅历都有局限性，对药物、腧穴的理解和运用也有个人的习惯和差异，我们在某些方面有所感悟和心得，但不可能涵盖全部，对于疾病的治疗，尤其是疑难病，需要全体同仁勤于探索、勇于攻关，希望书中所记录的案例能够对读者有所裨益。

谢新才　孙　悦

2023 年 1 月于北京

目 录

第一章　肺系病证

第一节　咳　嗽

医案1

文某，男，48岁。

就诊时间：1993年8月。

主诉：咳嗽8年。

现病史：患者于8年前外感咳嗽，症情不重，并未在意，后出现入睡前即咳嗽几声，因咳而醒，入睡又作，如此反复。初起发作2～3次才能成眠，后症情渐重，影响睡眠，经多方求治无效。刻下症：睡前咳嗽，因咳而醒，入睡再咳，每晚反复7～8次以上方能成眠，痛苦异常，余无不适，其他时间亦不咳嗽。舌淡红，苔薄白腻，右寸脉细涩。

诊断：咳嗽（慢性支气管炎？）。

审因：邪陷入里。

辨证：风寒犯肺，留恋阴分。

治法：托邪外出，宣肺止咳。

处方：

北沙参 10g　百部 15g　竹茹 10g　马兜铃 6g

杏仁 8g　黄芩 10g　陈皮 6g　僵蚕 10g

桔梗 5g　白薇 10g　白前 10g　甘草 3g

鱼腥草 15g

疗效：1 剂即愈。

按语：咳嗽是呼吸科常见病，该患者咳嗽由风寒所致，既往所用药物也都以祛风散寒为主，但效果不理想。细审症状，从发作时间来看，其属阴阳交替之分，而睡时不咳，推属邪扰肺阴。治以北沙参养肺阴、清肺热，引药入阴分；百部温润止咳；竹茹甘寒，善清痰热，配合黄芩清肺火及上焦之热，痰热除，肺气清肃则咳止，痰火清，心神得安则烦除寐安；马兜铃入肺经，味苦泄降，清降肺气而化痰止咳平喘，尤善治疗入夜咳嗽，驱邪外出；杏仁辛以宣散，僵蚕祛风化痰；桔梗、陈皮、甘草疏风宣肺，化痰利咽；白薇清肺泻热，鱼腥草以清肺擅长；白前长于降气祛痰，咳嗽无论寒热、外感内伤、新旧均可使用。诸药相伍，清肺化痰，宣肺止咳。

医案 2

张某，女，59 岁。

就诊时间：2016 年 6 月 12 日。

主诉：咳嗽 2 年。

现病史：患者于 2 年前感冒后出现咳嗽，迁延不愈，久咳暗哑。刻下症：咳嗽咽痒，咳声低弱，痰白，不易咳出，暗哑，神疲乏力，畏寒肢冷，面色萎黄少华，纳差。舌淡，苔白腻，右寸涩动入鱼际，有尺来不及。

诊断：咳嗽。

审因：正虚邪恋。

辨证：脾肺两虚。

治法：健脾化痰，宣肺止咳。

处方：

炒神曲 20g　　法半夏 10g　　茯苓 15g　　桔梗 10g

鱼腥草 15g　　川贝母 8g　　党参 15g　　前胡 15g

杏仁 10g　　防风 6g　　陈皮 6g　　浙贝母 10g

荆芥 6g　　紫苏梗 8g　　甘草 5g

医嘱：忌鸡蛋、鱼腥。

2016 年 6 月 19 日二诊：咳嗽明显减轻，面色好转。

处方：

炒神曲 15g　　半夏曲 10g　　茯苓 15g　　桔梗 10g

鱼腥草 15g　　川贝母 8g　　党参 15g　　杏仁 10g

枸杞子 15g　　陈皮 6g　　浙贝母 10g　　紫苏梗 10g

百部 15g　　南沙参 15g　　厚朴 6g　　甘草 5g

当归 10g　　瓜蒌皮 6g　　佛手 15g

疗效：再服 7 剂而病愈。

按语：久病迁延，元阳受损，脾肾阳虚，治以炒神曲、半夏温中化痰；茯苓、党参健脾以杜绝生痰之源；荆芥、防风发汗解表，开泄皮毛，使风寒之邪随汗而解；前胡善于降气化痰，桔梗辛散苦泄，开宣肺气，祛痰利气，又利咽开音；川贝母、浙贝母同用，清肺化痰，润肺止咳，内外邪气兼顾；杏仁止咳肃降兼宣发肺气而能止咳平喘，陈皮燥湿化痰，又能温化寒痰，且辛行苦泄而宣肺止咳，二者皆为治疗咳喘之要药；紫苏梗解表散寒，行气宽中，略兼化痰止咳，与杏仁、桔梗同用，理肺化痰；鱼腥草以清解肺热见长，神曲善于解表，二者一寒一热，一解表一消内积，相互制约又相得益彰，为健脾宣肺的对药；甘草用为佐使，取其甘温益气，并能调和药性。

治疗咳嗽一证，一切咳嗽均可用杏仁，晨起咳嗽用前胡，白天咳嗽用桔梗，外感咳嗽用浙贝母，内伤咳嗽用川贝母，夜间咳嗽用百部，入夜咳嗽用马兜铃。

医案 3

谢某，女，35 岁。

就诊时间：2019 年 11 月。

主诉：咳嗽 1 月余。

现病史：患者于 2019 年 9 月中旬外感风寒，出现咳嗽不甚，无痰，服用多种中成药无效，后逐渐加重。刻下症：咳嗽频作，咳甚连及头痛，牵扯胸胁疼痛，胸闷如箍，痰少，不易咳出，纳可，咳嗽影响睡眠，余无明显不适。

诊断：咳嗽。

审因：外感。

辨证：风寒袭肺。

治法：祛风散寒，宣肺润燥。

处方：

浙贝母 15g	川贝母 6g	北沙参 15g	桔梗 10g
前胡 15g	杏仁 15g	炒神曲 10g	鱼腥草 20g
天花粉 15g	甘草 5g	百部 20g	

疗效：饮即顿觉心胸开阔，当晚即可安睡，共服 2 剂而痊愈。

按语：常言道："咳嗽咳嗽，郎中对头。"中医学认为咳嗽是外感或内伤等多种病因所致，肺失宣肃，肺气上逆，以咳嗽、咳痰为主要症状的病证。《医学正传·咳嗽》云："河间曰：咳谓无痰而有声，肺气伤而不清也。嗽谓无声而有痰，脾湿动而生痰也。咳嗽谓有痰而有声，盖因伤于肺气，动于脾湿，咳而为嗽也。"临床上一般为痰声并见，故合称咳嗽。《古今医彻》认为咳嗽"微疾也，连绵不已，则又痼疾也。夫岂容渺视哉"，可见咳嗽是临床既常见又易缠绵反复的症状。

对于咳嗽，自拟"杏苏桔防汤"（参见《中医心阅·中药临床》）治疗，均取得满意疗效。方中紫苏叶味辛微温，发汗解表，开宣肺气。《本草正义》云："紫苏，芳香气烈……外开皮毛，泄肺气而通腠理，上则通鼻塞，清头目，为风寒外感灵药；中则开胸膈，醒脾胃，宣化痰饮，解郁结而利气滞……叶本轻扬，则风寒外感用之，疏散肺闭，宣通肌表，泄风化邪，最为敏捷。"杏仁苦辛温润，宣肺散邪，降气止咳。《本草求真》记载："杏仁专入肺。既有发散风寒之能，复有下气除喘之力。缘辛则散邪，苦则下气，润则通秘，温则宣滞行痰。杏仁气味俱备，故凡肺经感受风寒而见喘嗽咳逆、胸满便秘、烦热头痛……无不可以调治。"两药配伍，共为君药。桔梗宣肺宽胸，祛痰止咳而兼利咽；防风升发能散，为治风通用，由风邪引起的表证，无论夹寒、夹热还是夹湿，均可由防风适当配伍，以祛散外邪，解除表证。桔梗、防风共为臣药。

川贝母性寒质润，既可清热化痰，又可润燥止咳，为治热痰咳嗽及阴虚燥咳之良药。《本草汇言》云："贝母，开郁下气化痰之药也……润肺消痰，止咳定喘，则虚劳火结之证，贝母专司首剂。"川贝母尤宜于内伤久咳、燥痰、热痰之证；浙贝母功似川贝母而偏苦泄，长于清化热痰、降泄肺气，多用于治风热咳嗽及痰热郁肺之咳嗽。前胡表里兼顾，外可宣散表邪，内可化痰止咳，故《本草汇言》云其为"散风寒，净表邪，温肺气，消痰嗽之药"；沙参养阴生津，润肺止咳；百部止咳化痰，治咳不论新久；神曲辛温解表散寒，鱼腥草长于清肺，二者相配又可消导以防食复；天花粉清肺热而润肺燥，与瓜蒌为同一植物，也兼具宽胸理气之功。甘草止咳，又可调和诸药。一切外感咳嗽，均可在此方的基础上加减应用。

第二节 肺 痈

医案

成某，男，35 岁。

就诊时间：1990 年 8 月。

主诉：咳吐脓血 2 周，加重 3 天。

现病史：患者于 2 周出现高热寒战、咳嗽胸痛、咳吐黏浊痰，曾服抗生素治疗，效不显。3 天前痰量突然增多，咯吐大量脓血，腥臭异常，遂来就诊。刻下症：咯吐脓血，腥臭异常，有时咯血，胸中烦满而痛，略有气喘。舌红绛，苔黄腻，脉滑数。

诊断：肺痈（肺脓肿）——溃脓期。

审因：热毒内盛。

治法：排脓解毒。

处方：

金荞麦 30g	蒲公英 30g	芦根 30g	鱼腥草 30g
天花粉 30g	瓜蒌皮 10g	桔梗 10g	金银花 15g
连翘 10g	生甘草 10g	白蔹 10g	白薇 10g
北沙参 10g	川贝母 10g	冬瓜子 20g	

疗效：1 周痊愈。

按语：《金匮要略·肺痿肺痈咳嗽上气病脉证治》首先提出肺痈，云"咳而胸满，振寒，脉数，咽干不渴，时出浊唾腥臭，久久吐脓如米粥者，为肺痈"，是以发热、胸痛、咯吐腥臭脓血痰为主要临床特征的疾病。其临床治疗治以祛邪为原则，采用清热解毒、化瘀排脓的治法，脓未成应清肺消痈，脓已成需排脓解毒。

方中金荞麦、蒲公英、芦根、鱼腥草、瓜蒌皮清热解毒，清肺化痰；天花粉、金银花、连翘清热生津，消肿排脓；白蔹清热解毒，消肿生肌；白薇清泄肺热，解毒疗疮；桔梗消痈排脓，冬瓜子清气化痰，消痈排脓，配合金银花、生甘草清热解毒；川贝母清肺化痰；北沙参养肺阴，清肺热；甘草又可和药调中而为使药。诸药配伍，清热解毒，排脓消痈。

肺痈在《中医内科学》教材中，其治疗方法是唯一不按辨证论治，而是按照疾病进程治疗的，其实也提示我们中医治病是辨病与辨证相结合的，辨证论治只是其中的一部分。专病专方，一病必有一病因，继而有一主方，亦必有一主药，把治病的过程归纳为宏观上审因、诊病、辨证、选药，结合微观理化检查，相互印证，这就把看似复杂的问题简单化，但前提是审因要准，选药要精，必获良效。

第三节 肺 痨

医案

刘某，男，53 岁。

就诊时间：1989 年 9 月。

主诉：咳嗽 3 年，伴咯血 1 年余。

现病史：患者于 3 年前出现咳嗽、盗汗，未系统治疗，后逐渐加重。1 年多前咳嗽、盗汗、体重下降，伴有咯血，于医院就诊，诊断为肺结核，予异烟肼治疗 1 年余，症状无明显改善。刻下症：咳嗽，咯血，咳声无力，血色淡红，气短声低，形体消瘦，午后潮热，颧红盗汗，畏风怕冷，神疲乏力，口干口渴，纳少。舌暗红，少苔，脉细弱而数。

诊断：肺痨（肺结核）。

审因：痨虫。

辨证：气阴两虚。

治法：益气养阴扶正。

处方：

百部 30g	北沙参 15g	百合 10g	麦冬 10g
黄精 15g	生地黄 10g	茯苓 10g	青蒿 10g
桔梗 5g	川贝母 6g	鱼腥草 10g	芦根 15g
地骨皮 15g	玄参 10g	党参 10g	甘草 10g
太子参 30g			

疗效：配合抗结核药治疗 3 个月诸症缓解，半年后痊愈。

按语：结核病是由结核杆菌感染引起的慢性传染病。结核杆菌可能侵入人体全身各种器官，但主要侵犯肺脏。结核病又称为痨病和"白色瘟疫"，是一种古老的传染病。2019 年 10 月 17 日，世界卫生组织（WHO）发布了《2019 年全球结核病报告》。据 WHO 估算，全球结核杆菌潜伏感染人群约 17 亿，占全球人口的 1/4 左右。结核病仍是全球前 10 位的死因之一，同时自 2007 年以来一直位居单一传染性疾病死因之首。在我国，肺结核被列为乙类传染病，普通门诊已很难接触到了。

晋代葛洪在《肘后备急方》中已认识到本病具有传染性，指出"死后复传之旁人，乃至灭门"，并创立"尸注""鬼注"之名。唐代孙思邈的《备急千金要方》把"尸注"列入肺脏病篇章，明确了本病病位在肺，指出本病的病因是"劳热生虫在肺"。直到宋代陈无择的《三因极一病证方论》始以"痨瘵"定名。至于治疗，明代虞抟的《医学正传·劳极》确立了杀虫与补虚的两大治疗原则，迄今仍然对肺痨的治疗具有重要的指导意义。"风痨臌膈"为古代中医四大难证，随着医疗水平的提升，中药联合抗结核药物治疗肺结核，大多数患者可获痊愈。

方中以百部抗结核杀虫，北沙参、百合、麦冬润肺止咳；黄精、茯苓、党参健脾补肺；地骨皮、青蒿、玄参以滋阴清热；鱼腥草、桔梗、川贝母清热化痰，宣肺止咳；芦根清热生津，太子参益气生津，生地黄养阴生津；再以甘草补脾益气，止咳祛痰，调和药性。该患者服用抗结核药物效果不理想，以中药改善体质，兼以抗结核，故而事半功倍。

第四节　肺　痿

医案

曾某，男，38岁。

就诊时间：1991年5月。

主诉：咳吐浊唾涎沫3个月。

现病史：患者于3个月前出现咳嗽、咳痰，痰黏，不易咳出，后逐渐加重。刻下症：咳吐浊唾涎沫，质稠，咳声不扬，气急喘促，口燥咽干，午后潮热，形体消瘦，皮毛干枯。舌红而干，少苔，脉虚数。

诊断：肺痿（肺不张？）。

审因：久咳伤肺。

辨证：阴虚痰盛。

治法：滋阴生津，清肺化痰。

处方：

北沙参30g	麦冬12g	桑白皮10g	川贝母10g
百部10g	茯苓15g	生麦芽20g	白术10g

玄参 12g　　地骨皮 10g　　太子参 20g　　黄芪 20g

黄芩 10g　　西洋参 10g

疗效：5 剂后，诸症消失。

按语：肺痿是肺脏的慢性虚损性疾患，以肺叶痿弱不用，临床以咳吐浊唾涎沫为主症。《金匮要略心典·肺痿肺痈咳嗽上气病脉证治》云："痿者萎也，如草木之萎而不荣……"肺痿首见于张仲景的《金匮要略·肺痿肺痈咳嗽上气病脉证治》："寸口脉数，其人咳，口中反有浊唾涎沫者何？师曰：为肺痿之病。"肺痿多因久病损肺，热壅上焦，消灼肺津，变生涎沫，肺燥阴竭，肺失濡养，日渐枯萎，治疗以补肺生津为总则。

方中以沙参、麦冬与桑白皮共为君药。其中沙参味甘、微苦而性寒，有养阴清肺之功，《神农本草经百种录》谓："肺主气，故肺家之药，气胜者为多。但气胜之品必偏于燥，而能滋肺者，又腻滞而不能清虚，惟沙参为肺家气分中理血之药，色白体轻，疏通而不燥，润泽而不滞，血阻于肺者，非此不能清也。"麦冬亦系甘寒之品，入肺、胃经，可滋养肺胃津液，合沙参则生津液而清燥热之功益彰。桑白皮清燥热，辛凉宣散以祛燥。川贝母甘润止咳，尤善内伤久咳，可化痰散结兼有养肺之功。百部温而不热，润而不寒，功在止咳化痰，治咳嗽不分久新。养阴清热药物亦有滋腻损伤脾胃之弊，故又用茯苓、生麦芽、白术健脾胃而助运化，同时又寓培土生金之义，是为佐药。玄参咸寒，滋阴益肾，清热凉血。地骨皮清泄肺热，除肺中伏火，则清肃之令自行。太子参补脾肺之气，兼能养阴生津，属清补之品。黄芪既是补中益气之要药，又能促进津液的生成与输布。黄芩、太子参、西洋参，补肺气、养肺阴、清肺火。诸药相配，共成清肺化痰、育阴生津之效。

第二章 心系病证

第一节 不 寐

医案 1

汪某，女，50 岁。

就诊时间：1996 年 4 月 2 日。

主诉：入睡困难近 1 年。

现病史：患者 1995 年 5 月开始出现入睡困难，遇外感、情志波动时加重，曾服药物治疗，时有好转。刻下症：入睡困难，时有彻夜难眠，服药维持数小时睡眠，心中恍惚，情绪易波动，急躁易怒，头晕，自诉若中午能睡眠数分钟则夜间能睡几小时，伴有心悸，懊侬欲死，上热下寒，畏热恶寒，纳差，咽干，善溺，饥而不欲食，气上撞心，心中疼热，全身乏力，大便调。舌淡红，边有齿龈，苔白稍腻，脉右大于左，左脉细沉，右脉弦大。

既往史：1995 年 5 月份行腰椎间盘手术；30 年前曾因夜班多而患神经衰弱。

诊断：不寐、怔忡（失眠、更年期综合征）。

审因：生理性疾病。

辨证：阴微阳亢。

治法：育阴潜阳，安神健中。

处方：

生麦芽 15g	甘草 5g	枸杞子 10g	杭菊花 6g
天冬 20g	生牡蛎 10g	刺蒺藜 10g	法半夏 5g
党参 10g	牡丹皮 3g	白芍 6g	怀牛膝 6g
泽泻 6g	白术 10g	绿萼梅 10g	

1996 年 4 月 5 日二诊：药后入睡好转，时寐时醒。

处方：

生麦芽 15g	甘草 5g	枸杞子 15g	杭菊花 10g
天冬 20g	生石决明 10g	刺蒺藜 10g	党参 10g
牡丹皮 6g	白芍 6g	绿萼梅 10g	熟地黄 10g
麦冬 10g	北沙参 10g	生龙骨 30g	

疗效：2 周痊愈。

按语：生麦芽功善健脾疏肝，《医学衷中参西录·大麦芽解》记载："大麦芽性平……能入脾胃，消化一切饮食积聚。为补助脾胃药之辅佐品，若与参、术、耆并用，能运化其补益之力……虽为脾胃之药，而实善舒肝气……夫肝主疏泄，为肾行气，为其力能舒肝，善助肝木疏泄以行肾气……"甘草补益心气，益气复脉；枸杞子滋补肝肾，菊花清肝宣散；天冬滋阴清热；生牡蛎、刺蒺藜滋阴潜阳，重镇安神；半夏化痰散结；党参健脾益气；牡丹皮凉血清热；白芍敛阴柔肝；怀牛膝补肝肾，引火下行；泽泻清泄相火；白术健脾益气；绿萼梅疏肝解郁。

医案 2

郑某，女，39 岁。

就诊时间：1996 年 9 月 19 日。

主诉：多梦 20 余年。

现病史：患者 20 余年以来夜寐梦多，屡经治疗无明显改善。刻下症：夜寐多梦，伴有头痛而胀，以两侧为主，背部酸痛不适，纳可，二便尚可，行经时间延长，约 10 天。舌红，苔白稍厚，右脉涩。

诊断：多梦。

审因：邪木生邪火。

辨证：心神不宁。

治法：交通心肾，养阴安神。

处方：

夜交藤 15g	五加皮 10g	续断 15g	桑寄生 15g
当归 5g	朱茯苓 15g	党参 10g	炙远志 6g
汉防己 10g	生龙齿 15g	骨碎补 10g	百合 10g

1996 年 10 月 10 日二诊：多梦好转，右脉不涩。

处方：

夜交藤 15g	五加皮 10g	续断 15g	桑寄生 15g

当归 5g　　　朱茯苓 15g　　党参 10g　　　炙远志 6g

汉防己 10g　　生龙齿 15g　　骨碎补 10g　　百合 10g

琥珀 6g　　　　萱草根 10g

疗效：3 个月基本痊愈。

按语：夜交藤味甘，入心、肝经，补养阴血，养心安神；五加皮、桑寄生、续断、防己补肝肾，强筋骨，祛风湿；当归养血活血；朱茯苓健脾安神；党参健脾养胃；远志开心气而宁心神，通肾气而强志不忘，是交通心肾、安志定神之佳品；生龙齿镇静安神；骨碎补温补肾阳，强筋健骨；百合养阴清心，宁心安神；"萱草忘忧"，主治忧思所伤。

医案 3

王某，女，36 岁。

就诊时间：1996 年 9 月 25 日。

主诉：失眠 1 年。

现病史：患者于 1994 年冬季产后出现易感冒，服用鹿茸后易上火，前数月嘈杂易饥。刻下症：失眠多梦，有时彻夜不寐，纳差，神疲乏力，便溏，小便尚调。舌红，无苔，右脉涩，左脉滑，心脉散动入鱼际。

诊断：不寐（失眠）。

审因：鹿茸。

辨证：阴虚内热，扰乱心神。

治法：清心泻火，养阴安神。

处方：

黄芩 10g	黄连 3g	甘草 6g	生地黄 10g
玉竹 20g	陈皮 10g	当归 6g	白芍 6g
佛手 10g	绿萼梅 6g		

取穴：神庭、中脘、手三里、足三里、丰隆、三阴交、阴交、少海、通里、照海。

操作：毫针刺，以得气为度。

1996 年 10 月 2 日二诊：症情好转，舌质暗红似糜，脉稍滑。

处方：

黄芩 10g	黄连 3g	甘草 6g	生地黄 10g
玉竹 20g	陈皮 10g	当归 6g	白芍 6g
佛手 10g	绿萼梅 6g	夜交藤 15g	玫瑰花 10g

1996 年 10 月 8 日三诊：症情好转，稍有舌苔，每晚能睡 2 小时。

处方：

泽泻 10g	玄参 10g	甘草 6g	金银花 15g
续断 10g	陈皮 6g	白芍 6g	天冬 10g
女贞子 10g	墨旱莲 10g	玉竹 15g	生麦芽 30g

1996 年 10 月 14 日四诊：症情好转，每晚能安睡 3 小时，舌稍红，苔薄白，脉稍滑。

处方：

泽泻 10g	玄参 10g	甘草 6g	金银花 15g
黄精 15g	陈皮 6g	白芍 6g	牡丹皮 6g

女贞子 10g　　生地黄 10g　　玉竹 15g　　　生麦芽 30g

疗效：2 周明显改善，2 个月痊愈。

按语：不寐的病理变化，总属阳盛阴衰，阴阳失交。《本草害利》谈及鹿茸的危害时云："升阳性热，阴虚而阳浮越者，目击误用而血脱于上以陨者多人矣。"此例误食鹿茸，导致火热扰神。方中所用之黄连大苦大寒，清泻心火；黄芩清上焦火热；生地黄甘苦寒，凉血滋阴生津；玉竹滋阴养胃；陈皮理气健脾；当归、白芍养血柔肝；佛手、绿萼梅疏肝理气；甘草调和诸药。脑为元神之府，神庭居额上，额又称天庭，故名神庭，功可清头目，安神志；中脘补中益气；"胃不和则卧不安"，手三里、足三里通调阳明，养胃安神；丰隆健脾和胃；三阴交清泄血分之热，养阴调血；《会元针灸学》云"阴交者，元阳之气相交于阴癸水之精，合于阴气，上水分合于任水之精，阳气从上而下，与元阴相交注丹田，水火既济，故名阴交"，以阴交沟通阴阳，调和水火；少海为心经合穴，五行属水，有益心宁神之效；通里为心经络穴，清热安神；照海为肾经络穴，八脉交会穴通阴跷脉，心主神明，心肾不交则失眠，阴跷脉主人寤寐，因此照海是治疗失眠的要穴。

医案 4

孙某，女，62 岁。

就诊时间：2009 年 2 月。

主诉：失眠伴心悸 10 年余。

现病史：患者于 10 余年前因受惊吓后出现入睡困难，甚则彻夜不寐，常需服用安眠类药物方可入睡。经中西医多种药物治疗，未见明显疗效，遂来针灸科就诊。刻下症：失眠，伴有胆怯心悸，触事易惊，终日惕惕，甚则不能一人独处，常感注意力不集中，尿频，夜尿多，大便可，纳可。舌淡，脉弦细。

既往史：胆囊炎。

诊断：失眠、心悸（失眠）。

审因：惊吓。

辨证：心胆虚怯，心神失养，神魂不安。

治法：培元补虚，安神定志。

取穴：神阙、太阳、神庭、神门、内关、太渊、太溪、三阴交、蠡沟、丘墟、行间。

操作：神阙拔罐，余穴以毫针刺，得气为度。

疗效：经过 1 个月的治疗后，患者睡眠改善，无需服用安眠类药物亦可入睡；心悸明显缓解。遂终止治疗。

按语：该患者系突然受惊，惊则气乱，损伤心气，导致心气紊乱，心无所依，神无所归，虑无所定而致失眠、心悸及其神志病证；后因恐惧过度，致使肾气不固，气泻于下，而见尿频、夜尿多。故而确立培元补肾、安神定志之法。神阙乃任脉腧穴，具有培元固本、补益脾胃之功；太阳祛除阴邪，振奋阳气；神门为手少阴心经的输穴、原穴，与神有关，为神之门户，有养心安神、培元益智之效，善于治疗失眠、健忘、心烦、怔忡等与神志有关的疾病；神庭是督脉、足太阳、足阳明之交会穴，为神之庭院，有安神醒脑之效。此四穴可共奏安神定志之功。内关为手厥阴心包经之络穴，八脉交会穴之一，通于阴维，"阴维为病苦心痛"，阴维为病在脏，为治疗内脏疾病之要穴，有祛邪宁神、疏肝和中、理气降逆之效；行间是足厥阴肝经的荥穴，可平肝息风、泻热明目；太溪乃足少阴肾经原穴、输穴，有滋阴壮阳之效，为四大补穴之一；太渊系手太阴肺经输穴、原穴，乃脉会，肺朝百脉，有扶正祛邪、补气益肺之效；加之足三阴经之交会穴——三阴交，有滋阴养血、健脾利湿、益肝肾之效。诸穴配伍，可以益气安神、交通心肾。《灵枢·九针十二原》云"上守神"，该患者又系惊恐过度所致，尚需配伍调节情志之穴。丘墟为足少阳胆经原穴，蠡沟为足厥阴肝经之络穴，二穴同用，可疏肝理气，为调畅情志的常用对穴。

医案 5

徐某，女，59 岁。

就诊时间：2011 年 4 月 29 日。

主诉：入睡困难 3 个月。

现病史：患者于 3 个月前因母亲去世，伤心过度，出现入睡困难，甚则彻夜不眠，需服用安定，曾于安贞医院就诊，诊为抑郁症。刻下症：入睡困难，服用安定5片尚不能寐，时有头晕，纳可。近期一过性血压升高，血压130/95mmHg。舌暗红，苔薄黄。

辅助检查：经颅多普勒超声未见异常。生化全项：总胆固醇6.44mmol/L，载脂蛋白B1.43g/L，低密度脂蛋白胆固醇3.66mmol/L。血常规：单核细胞绝对值0.31×10^9/L，嗜酸性粒细胞绝对值0.06×10^9/L，嗜酸性粒细胞百分比1.0%。

诊断：不寐（失眠）。

审因：悲伤过度（悲则气消）。

辨证：伤心过度，心神不宁。

取穴：百会、神庭、本神、内关、通里、太渊、丘墟、蠡沟、照海、三阴交。

操作：毫针刺，以得气为度。

2011年4月30日二诊：当日回家途中有困意，当晚睡眠尚可。继守前法治疗。

2011年5月9日三诊：眠安，无其他明显不适。

疗效：临床告愈。

按语：该患者为突遭变故，过分忧伤，暗耗心神，血不养神，故而失眠。百会为诸阳之会，可消阴翳；神庭安神定志；"本"指根本，本神在神庭之旁，居头部，头为元神之所在，故本神为治神志病之要穴；心藏神，内关为心包经络穴，通阴维脉，阴维脉通过任脉而与诸阴经相联系，联络全身阴经并主一身之里，故内关有益心安神、理气宽中的作用；通里泻心经邪气，邪去则正安；悲则气消，太渊为肺经原穴，补气调气；丘墟、蠡沟疏肝解郁；照海交通心肾；三阴交养阴安神。

医案 6

杨某，女，18 岁。

就诊时间：2011 年 5 月 31 日。

主诉：嗜睡 1 年余。

现病史：患者于 1 年多前因学习劳累后出现神疲困倦，常于课堂上睡觉，遂辍学回家，曾于当地医院就诊，未发现器质性病变，经治疗后无明显好转。刻下症：嗜睡，逐渐加重，眠欠安，醒后仍感疲惫，平素纳可，二便调，月经正常，余无明显不适。

理化检查：血常规：中性粒细胞百分比 38.6%，中性粒细胞绝对值 1.77×10^9/L，淋巴细胞百分比 54.6%，单核细胞绝对值 0.25×10^9/L。

诊断：多寐（原发性嗜睡）。

审因：脾阳受损。

辨证：脾阳不振，清气不升。

治法：醒脾开窍。

取穴：中脘、太渊、太白、解溪、丰隆、内关、公孙。

操作：中脘火针，余穴毫针刺，以得气为度。

医嘱：忌酸冷。

疗效：针灸 2 次后，患者睡眠时间减少，自觉睡眠质量明显改善；5 次后，睡眠时间正常，余无明显不适症状，临床告愈。

按语：多寐指不分昼夜，时时欲睡，呼之即醒，醒后复睡的病证，亦称"嗜睡""多卧"。李东垣《脾胃论·肺之脾胃虚论》云"脾胃之虚，怠惰嗜卧"；《丹溪心法·中湿》云"脾胃受湿，沉困无力，怠惰好卧"。故脾气虚弱，阳气不振，清阳不升，可致嗜睡。穴以中脘，补中益气；太渊为脉之会，益气调脉；太白为脾之原穴，公孙为络穴，健脾化浊；解溪为胃经经穴，丰隆为络穴，化痰利湿；内关益心安神。

第二节　痫　证

医案 1

张某，男，16 岁。

就诊时间：2005 年 4 月 1 日。

主诉：夜间发作四肢抽搐，口吐涎沫，双目上视 15 年。

现病史：患者于 1989 年出生时发生新生儿颅内出血，1 岁时误饮啤酒又受惊吓后，每于夜间发作四肢抽搐，口吐涎沫，双目上视，意识丧失，多于小便前发作。

理化检查：头颅 CT 提示双顶枕白质异常信号，白质发育异常，脑裂畸形，双侧副鼻窦、慢性炎症。脑电图示异常脑电图（具体不详）。

诊断：痫证（癫痫）。

审因：惊吓。

辨证：髓海不足，心肾亏虚。

治法：补益心肾，潜阳安神。

处方：

炒艾叶 5g	小茴香 5g	沉香 3g	肉桂 3g
怀山药 10g	远志 10g	生龙骨 10g	煅龙骨 10g
枸杞子 10g	当归 10g	紫苏子 10g	甘草 6g

取穴：气海、关元、太溪、通里、照海。

操作：毫针点刺。

疗效：调治 3 个月病愈。

按语：针灸所选之穴中，气海可治疗与气虚有关的病证，《铜人腧穴针灸图经》云其治"脏气虚备，真气不足，一切气疾久不差"。关元位于元气交会之处，可培补元气，回阳救逆。通里是心经络穴，《外台秘要》云"通里主热病，卒心中懊恼，悲恐，癫，少气，遗溺"；照海为肾经穴、八脉交会穴，《针灸大成》记载："洁古曰：痫病夜发灸阴跷，照海穴也。"两者相配，交通心肾，祛邪安神。方药中，艾叶气香味辛，温可散寒，能暖气血而温经脉；小茴香温肾暖肝；肉桂辛甘大热，补火助阳，益阳消阴，温和持久，温补命门之火；怀山药、枸杞子补益肝肾；沉香温肾纳气，辅助肉桂治疗下元虚寒；远志味辛通利，能利心窍，逐痰涎；龙骨质重，入心、肝经，镇静安神；龙骨、远志合用，化痰浊，安神志，善治情志病；当归养血育阴；紫苏子行气宽中；甘草调和诸药。

医案 2

郭某，男，19 岁。

就诊时间：2005 年 4 月 3 日。

主诉：发作性意识丧失、抽搐，伴发作性胸口不适12 年。

现病史：患者于 1993 年因不慎外伤，头部受损，头颅 CT 提示前额裂缝，次日发作一次四肢抽搐，口吐白沫，意识丧失，1 小时后停止抽搐，后再次出现类似发作，但时有胸口不适，一般持续 10 秒钟至 1 分钟，每日发作 1～2 次。1999 年患者病情再次发作，四肢抽搐，意识丧失，持续半小时。发作时两眼瞪视不动，手中持物坠落，1～2 分钟缓解。其病发时呼之不应，但事后数分钟能回忆，1～3 天发作 1 次。经服用苯妥英钠、苯巴比妥等药物治疗，效不显。纳可，寐尚可，二便调，余无明显不适。舌暗红，苔白，脉弦涩。

理化检查：头颅 CT 示左侧颞部片状低密度，左侧脑室大。脑电图示可疑不正常，快波大量，双前颞可疑中等波幅尖波，左侧颞部导联可疑尖波。

诊断：痫证（脑外伤后遗症、继发性癫痫）。

审因：外伤。

辨证：瘀阻清窍，神明失用。

治法：化瘀开窍，醒脑安神。

取穴：外关、间使、关冲、水泉、后溪、大椎、腰奇。

操作：毫针刺，以得气为度。

医嘱：忌冷饮。

疗效：经3个月的治疗，患者症情未作，高兴返家。

按语：痫病是一种反复发作性神志异常的病证，亦名"癫痫"，俗称"羊痫风"。其首见于《黄帝内经》，《素问·奇病论》云"人生而有病癫疾者……病名为胎病，此得之在母腹中时，其母有所大惊，气上而不下，精气并居，故令子发为癫疾也"，提出了病名，并指出与先天有关。该患者由于跌仆撞击，脑窍受损，瘀血阻络，经脉不畅，脑神失养，使神志逆乱，昏不知人，遂发痫病。清代周学海《读医随笔·证治类》云："癫痫之病，其伤在血……杂然凝滞于血脉，血脉通心，故发必昏闷，而又有抽掣叫呼者，皆心肝气为血困之象，即所谓天地之疾风也。"治疗首选大椎、腰奇。大椎属督脉，入属于脑，脑为元神之府，故大椎是治疗神志病的要穴；且督脉行于项背，而大椎位于颈部，可治疗项强、角弓反张。腰奇是治疗癫痫的特效穴，与大椎穴合用，具有镇静安神、醒脑开窍、蠲痰定志之作用，无论虚实均可作为治疗癫痫的基本方穴。后溪为八脉交会穴，通督脉，有加强镇静安神之功。外关为手少阳三焦经络穴，通于手厥阴心包经，调理气机。间使为心包经络穴，《医宗金鉴》云："有如鬼神行使其间，因名间使。"间使为扁鹊十三鬼穴之一，主治精神失常、癫病抽惊。三焦通行元气，关冲为手少阳经井穴，具有清热开窍、通利三焦的功效。水泉为肾经经气深聚之处，肾主骨生髓，故水泉可行气活血、通窍填髓。

第三章　脾系病证

第一节　胃脘痛

医案

刘某，男，40岁。

就诊时间：1996年8月27日。

主诉：咽至胃脘灼热疼痛2年。

现病史：患者于2年前出现咽至胃脘灼热疼痛，抽烟喝酒时症情加重，平时服雷尼替丁治疗，效果不理想。刻下症：胃脘痛伴烧灼感，伴耳鸣，平素性急躁，纳差。舌红，舌中无苔（鸡心舌），苔白稍腻，脉略滑。

诊断：胃脘痛（胃食管反流）。

审因：烟酒所伤。

辨证：胃阴不足，肝阳上亢。

治法：养阴和胃，疏肝理气。

处方：

玉竹30g　　绿萼梅10g　白及6g　　　怀山药20g

生麦芽 15g　生甘草 5g　炒白芍 6g　佩兰 6g

郁金 6g　　佛手 10g

疗效：治疗 1 个月病愈。

按语：胃痛，又称胃脘痛，是指以上腹胃脘部近心窝
处疼痛为主症的病证。《黄帝内经》首先提出了胃痛的发生
与肝、脾有关。例如《素问·六元正纪大论》云："木郁之
发……故民病胃脘当心而痛。"《灵枢·经脉》云："脾足太
阴之脉……入腹，属脾络胃……是动则病舌本强，食则呕，
胃脘痛，腹胀，善噫，得后与气则快然如衰，身体皆重。"

肝气郁结，疏泄失职，肝气犯胃，胃失和降，故有胃
脘痛、纳差；气郁化火，阳亢不潜，故见耳鸣。方中玉竹
甘寒质润，入胃经，又善于滋胃阴，《本草便读》云其"质
润之品，培养肺脾之阴，是其所长"。白及入肺、胃、肝
经，收敛止血，消肿生肌，药理研究证实其对胃黏膜有保
护作用。《神农本草经疏》云："白及……苦能泄热，辛能
散结，痈疽皆由荣气不从，逆于肉里所生，败疽伤阴死肌
皆热壅血瘀所致，故悉主之也。胃中邪气者，即邪热也。
贼风鬼击，痱缓不收，皆血分有热，湿热伤阴之所生也。
入血分以泄热散结逐腐，则诸证靡不瘳矣。"怀山药甘平，
既补脾气，又补胃阴，兼能收涩止泻，无论脾气虚弱、胃
阴不足，均可用之平补气阴，不热不燥，补而不腻。白芍
养血敛阴。佩兰芳香化湿，醒脾开胃。郁金、佛手疏肝解
郁，行气和胃。绿萼梅、生麦芽健脾疏肝，理气和胃。甘

草缓急止痛，调和诸药。

第二节 痞 满

医案

张某，男，70 岁。

就诊时间：2014 年 9 月 27 日。

主诉：胃脘痞塞伴隐痛 1 年余。

现病史：患者于 1 年多前出现胃脘痞塞，伴疼痛隐隐，查胃镜提示慢性萎缩性胃炎，屡经治疗无明显改善。刻下症：胃脘痞塞，触之无形，按之柔软，疼痛隐隐，似饥而不欲食，咽干，消瘦乏力，平素性情压抑。舌红，少津，脉细数。

诊断：痞满（慢性萎缩性胃炎）。

审因：阴津亏损。

辨证：胃阴不足。

治法：养阴益胃，和中止痛。

处方：

党参 15g   黄精 30g   焦三仙 30g   鸡内金 15g

玉竹 30g   佛手 15g   生麦芽 30g   砂仁 6g^(后下)

疗效：3 剂痛愈。后因饮食不当再次诱发胃痛，自服前方 3 剂痊愈。后回老家，继服药 1 个月，配合灵芝孢子粉，1 年后复查胃镜示慢性浅表性胃炎。随访 5 年，未诉不适，复查胃镜未见异常。

按语：党参性味甘平，主归脾、肺两经，补脾肺之气，又能补血生津。黄精健脾益气，兼养脾阴。玉竹养胃阴，清胃热。山楂酸甘性温，消一切饮食积滞，长于消肉食油腻之积；神曲甘辛性温，消食健胃，长于化酒食陈腐之积；麦芽甘平，健胃消食，又能促进淀粉性食物的消化。山楂、神曲、麦芽三者炒焦，合为焦三仙。鸡内金消食化滞，健运脾胃。佛手辛行苦泄，气味芳香，醒脾理气，疏肝解郁，和中导滞。生麦芽更兼疏肝解郁之功。砂仁辛散温通，气味芬芳，化湿醒脾，行气温中，为"醒脾调胃要药"。

第三节　呃　逆

医案 1

陈某，男，39岁。

就诊时间：1996 年 2 月 27 日。

主诉：呃逆频作 2 个月。

现病史：患者 2 个月以来呃逆频作，敲击身体任一部位即诱发，几经治疗无效。刻下症：呃逆频作，敲打身体即可发作，伴有纳差，胸闷，沉重感，口中浊腻。舌苔厚腻，脉滑涩相兼。

既往史：先天性心脏病。

诊断：呃逆（膈肌痉挛）。

审因：湿困脾胃。

辨证：脾虚湿盛，升降失常。

治法：健脾化湿，理气降逆。

处方：

藿香 10g	升麻 5g	柴胡 10g	当归 10g
陈皮 10g	砂仁 10g	黄芪 10g	白术 10g
木香 6g	怀山药 20g	苍术 10g	佩兰 10g
煨肉豆蔻 6g	半夏 10g		

1996年3月18日二诊：药后患者口中浊腻减轻，呃逆稍轻。该患者平素油腻过多，又少动，故当考虑湿热稽留。

处方：

藿香 10g	佩兰 10g	柴胡 10g	当归 10g
陈皮 10g	鱼腥草 30g	甘草 6g	桔梗 10g
前胡 15g	紫苏叶 6g	泽泻 10g	茯苓 20g

1996年3月28日三诊：药后患者口中浊腻几乎消失，胸闷沉重感及打呃均大为减轻，自诉药后矢气多，估计中州得运。

处方：继服前方3剂。

疗效：1个月疾病痊愈。

按语：藿香辛、微温，归脾、胃、肺经，为芳化湿浊之要药，《本草图经》云其"治脾胃吐逆，为最要之药"；《本草述》云其"散寒湿、暑湿……治外感寒邪，内伤饮食，或饮食伤冷湿滞，山岚瘴气"，具有外散表寒、内化湿浊、理气和中、辟秽止呕之功，与佩兰相须为用。柴胡疏肝理气，升麻升举阳气，脾胃为气机升降之枢纽，用二药取其欲降先升之义。黄芪、白术补脾益气；怀山药补脾养阴；当归养血和血；木香、砂仁辛香而散，理气醒脾，与益气健脾药配伍，既可复中焦运化之功，又能防大量益气补血药滋腻碍胃，使补而不滞，滋而不腻；陈皮、半夏理气燥湿，和胃降逆；苍术以其辛香苦温，入中焦能燥湿健脾，使湿祛则脾运有权，脾健则湿邪得化；肉豆蔻温中暖脾；泽泻、茯苓甘淡，健脾利湿；桔梗开提肺气；鱼腥草、前胡、紫苏叶化痰湿。

医案2

孙某，女，44岁。

就诊时间：1996年10月9日。

主诉：呃逆时作2年，加重半个月。

现病史：患者于2年前开始呃逆时作，几经治疗无明显改善，近半个月加重。刻下症：呃逆，伴胸闷，自觉膈塞不通，腹胀，纳差，眠差，大便时不爽，小便调，月经正常。平素喜食葡萄。舌淡，苔白稍厚，脉缓无力，脾脉散。

药敏史：磺胺类。

诊断：呃逆（膈肌痉挛）。

审因：葡萄所伤。

辨证：脾胃虚弱，升降失调。

治法：健脾益气，调理气机。

取穴：内关、内庭、足三里、中脘、太白。

操作：毫针刺，以得气为度。

疗效：10次病痊愈。

按语：内关为心包经络穴，通于手少阳三焦经，八脉交会穴通于阴维脉，合于胃心胸部位，故内关可宽胸理气，和胃降逆；内庭为胃经荥穴，散寒温中，为治疗呃逆的要穴；足三里为胃下合穴、胃之合穴，为土中之土，脾主运化，故足三里健脾和胃，调理气机；太白为脾经原穴、输穴，五行属土，健脾和胃之力强；中脘是胃的募穴，八会穴中腑之会穴，又是任脉与足阳明经的交会穴，调理胃气，通达六腑，是治疗胃病的主穴。

第四节 腹 痛

医案

宋某，女，40岁。

就诊时间：1996年6月8日。

主诉：下腹疼痛7年，双下肢酸痛2个月。

现病史：患者于7年前患附件炎，脐周及下腹疼痛，经多方治疗，效果不显。2个月前出现双下肢酸痛不舒，伴有双胁痛，时有小便频数，月经量少，喜冷饮，腹胀，便秘，多动，关节疼痛。舌红，苔厚稍黄腻，右脉涩，左脉沉细，稍弦滑。

既往史：阴道湿疣。

诊断：腹痛（腹痛待查）。

审因：湿热，如油入面。

辨证：阴精亏虚，夹有湿热。

治法：养阴育精，清热利湿。

处方：

萆薢 15g	佩兰 6g	玉竹 20g	黄精 15g
白芍 9g	续断 15g	党参 10g	当归 6g
制香附 6g	甘草 5g	佛手 10g	枸杞子 10g
延胡索 8g	绿萼梅 10g		

1996 年 6 月 15 日二诊：症情平稳，带下量多，白黄相间。

处方：

萆薢 10g	续断 15g	甘草 6g	枸杞子 10g
桑寄生 15g	玉竹 20g	五加皮 10g	炒艾叶 5g
佩兰 3g	当归 6g	木瓜 10g	鹿角霜 6g
鸡血藤 15g	川芎 6g		

1996 年 6 月 24 日三诊：左侧头痛，下腹痛以左侧为甚，拒按，月经量少，右寸脉散，左尺脉涩，舌质淡红，苔白厚腻稍黄，腕踝指关节疼痛。

处方：

续断 15g	桑寄生 15g	木瓜 10g	木防己 10g

鸡血藤 15g　　枸杞子 10g　　益母草 15g　　五灵脂 10g

延胡索 10g　　牡丹皮 6g　　醋香附 6g　　小茴香 3g

五加皮 10g　　萆薢 10g　　玉竹 15g

1996 年 7 月 9 日四诊：左少腹微痛，脉滑。

处方：

当归 6g　　　　川芎 6g　　　五灵脂 10g　　香附 6g

续断 15g　　　　木瓜 10g　　　益母草 10g　　延胡索 10g

鸡血藤 15g　　五加皮 10g　　艾叶 6g　　　甘草 6g

炒白芍 6g　　　桂枝 3g

疗效：病痊愈。

按语：萆薢能祛风湿而舒筋通络，尤宜于湿胜之痹证。佩兰气味芳香，又入脾、胃两经，故能芳香化湿，醒脾调中，常用于湿阻中焦之证，其化湿和中作用类似于藿香。玉竹、黄精、党参健脾胃，益胃阴。白芍养血柔肝，缓中止痛，《神农本草经》云其"主邪气腹痛，除血痹，破坚积"。续断甘以补虚，温以助阳，辛以散瘀，有补益肝肾、强健筋骨、通利血脉之功。当归养血活血。枸杞子补益肝肾。延胡索味苦辛温，行气活血，擅长止痛，《本草纲目》云其"能行血中气滞，气中血滞，故专治一身上下诸痛，用之中的，妙不可言"。香附味辛能行而长于止痛，除善疏肝解郁之外，还能入脾经，而有"宽中"（《滇南本草》）、"消食下气"（李杲）、"消饮食积聚"（《本草纲目》）等作用，故王好古谓"凡气郁血滞必用之"。佛手辛行苦泄，气味清香，入肝，能疏肝解郁，行气止痛，又能醒脾和胃，行气导滞，故肝郁气滞、肝胃不和、脾胃气滞等证常用。绿萼梅芳香行气兼醒脾和胃，故能疏肝解郁，理气和胃。甘草缓急止痛，兼以调和诸药。二诊以木瓜、鹿角霜化湿止带；三诊考虑患者月经量少，酌取益母草、香附、小茴香、五灵脂行气活血、调经止痛；四诊以少量桂枝加强通经之力。

第五节 泄 泻

医案

钟某，女，72 岁。

就诊时间：1993 年 6 月。

主诉：五更泄泻 5 年。

现病史：患者于 5 年前出现五更泄泻，经久不愈。刻下症：黎明前腹痛腹泻，不思饮食，食不消化，腹痛肢冷，神疲乏力，伴口苦口干，畏寒甚。舌淡，苔薄白，肝脉旺，右脉弦，脉软无力，重按尤欠。

诊断：泄泻（消化不良）。

审因：血损及阳。

辨证：脾肾阳虚。

治法：温肾暖脾，固肠止泻。

处方：

补骨脂 10g　五味子 5g　白术 20g　煨肉豆蔻 10g

　　吴茱萸 2g　　天冬 15g　　黄芪 20g　　熟地黄 10g

　　阿胶 20g　　甘草 5g　　枸杞子 15g

　　疗效：1 个月病愈。

　　按语：肾泄，又称五更泄、鸡鸣泻、晨泄。《素问·金匮真言论》云："鸡鸣至平旦，天之阴，阴中之阳也，故人亦应之。"肾为阳气之根，能温煦脾土；五更是阴气极盛，阳气萌发之际。今命门火衰，脾肾阳虚，阴寒内生，阳气当至而不至，阴气极而下行，故为泄泻。肾阳虚衰，命门之火不能上温脾土，脾失健运，故不思饮食，食不消化。脾肾阳虚，阴寒凝聚于内则腹痛，不能温养四肢则肢冷。《素问·生气通天论》云："阳气者，精则养神"，脾肾阳虚，阳气不能化精微以养神，以致神疲乏力。脾肾阳气虚衰，下元不固，大肠滑脱，则久泻；而泻久不愈，亦必致脾肾阳虚。

　　肉豆蔻辛温，其气芬芳，温脾暖胃，涩肠止泻，如《玉楸药解》云其"调和脾胃，升降清浊，消纳水谷，分理便溺，至为妙品。而气香燥，善行宿滞，质性敛涩，专固大肠，消食止泄，此为第一"，配合补骨脂则温肾暖脾，固涩止泻之功益彰。五味子酸温，固肾益气，涩精止泻，李杲谓其"治泻痢，补元气不足"；吴茱萸辛苦大热，温暖肝脾肾以散阴寒，《本草纲目》谓"茱萸辛热，能散能温；苦热，能燥能坚。故其所治之症，皆取其散寒温中、燥湿解郁之功"。二药配伍善治肾泄，共为佐药。阿胶、熟地黄滋阴养血；枸杞子滋补肝肾；黄芪益气健脾；天冬养阴润燥；白术补脾益气，燥湿利水。诸药合用，温肾暖脾，固涩止泻，俾火旺土强，肾泄自愈。

患者既往自服四神丸，未获效，对处方中使用阿胶表示不解。《灵枢·五音五味》云："今妇人之生有余于气，不足于血，以其数脱血也。"妇人以阴虚为基础，"善补阳者，必于阴中求阳"，纵然阳虚，亦不离养血，可于血里求阳。

第四章 肝系病证

第一节 眩 晕

医案1

曹某，女，45岁。

就诊时间：1991年2月2日。

主诉：头晕伴恶心8个多月。

现病史：患者于8个多月前出现头晕，起初未在意，后逐渐加重，多方治疗无明显改善。刻下症：头晕，胃脘隐痛，嘈杂不适，畏寒肢冷，颈项不适，头部肿胀感，纳眠可，二便调。平素喜饮碳酸饮料。舌红，剥脱苔。

理化检查：脑血流图未见异常。血常规：单核细胞绝对值$7.4×10^9/L$，单核细胞百分比0.39%，嗜酸性粒细胞百分比1.0%，嗜酸性粒细胞绝对值$0.05×10^9/L$，红细胞计数$3.62×10^{12}/L$，平均血小板体积8.1fL。颈椎X线片示寰枢关节骨质未见明显异常。

诊断：眩晕（眩晕待查）。

审因：肝火犯胃。

辨证：脾胃阴虚。

治法：补益脾胃气阴，益胃生津。

处方：

玉竹 60g	黄精 30g	石斛 30g	莲子 20g
牡丹皮 8g	生麦芽 60g	银柴胡 10g	胡黄连 10g
怀山药 20g	生甘草 5g	金银花 10g	

医嘱：忌碳酸饮料、油炸食品。

疗效：2 周病痊愈。

按语：玉竹甘寒质润，入胃经，又善于滋胃阴、润胃燥、生津止渴，临证若见舌红无苔，必用玉竹。黄精甘平，能补诸虚，填精髓，补脾阴，又益脾气。石斛甘寒，入胃、肾经，能滋肾阴，养胃阴，生津液。莲子补脾益肾。银柴胡味甘、苦，性微寒，直入阴分而清热凉血，善退虚劳骨蒸之热而无苦燥之弊；胡黄连入血分而清虚热；牡丹皮于清热凉血除蒸之中，兼有清透之力。此三药俱入阴分而清虚热。怀山药补益脾阴，亦能固肾。金银花气味芳香，疏散风热，清热解毒，使邪从卫分透散。生麦芽健脾疏肝。使以甘草，调和诸药，并防苦寒药物损伤胃气。其集养阴退热之品于一方，重在清透伏热以治标，兼顾滋养阴液以治本，共收养阴清热、生津益胃之效。

医案 2

蔡某，女，43 岁。

就诊时间：1991 年 3 月。

主诉：头晕 3 个月。

现病史：患者于 3 个月前出现头晕，未予治疗，后逐渐加重。刻下症：眩晕，头重昏蒙，无视物旋转，胸闷恶心，食少，眠差。舌淡，苔白腻，脉濡滑。

诊断：眩晕（眩晕待查）。

审因：情志不舒。

辨证：痰浊中阻。

治法：化痰祛湿，健脾和胃。

处方：

法半夏 6g	白术 10g	天麻 10g	黄精 15g
续断 15g	枸杞子 15g	当归 10g	怀牛膝 8g
泽泻 15g	茯苓 10g	陈皮 8g	党参 10g

疗效：2 周病愈。

按语：眩晕是目眩与头晕的总称。目眩以眼花或眼前发黑，视物模糊为特征；头晕以感觉自身或外界景物旋转，站立不稳为特征。两者常同时并见，故统称眩晕。外感、内伤均可导致眩晕的发生。痰浊中阻，气机阻滞，清阳不升，浊阴不降，痰湿蒙蔽清阳，则头眩不爽，头重如蒙。治以半夏白术天麻汤为基础，加减应用。半夏燥湿化痰、降逆止呕，天麻平肝息风而止头眩，两者合用，为治风痰眩晕头痛之要药。李东垣《脾胃论》云："足太阴痰厥头痛，非半夏不能疗；眼黑头眩，风虚内作，非天麻不能除。"白术、茯苓、黄精、党参，健脾祛湿，能治生痰之源；陈皮理气化痰，脾气顺则痰消；枸杞子、续断补益肝肾；当归补血活血；怀牛膝补肝肾，引气血下行；泽泻利湿而泄肾浊，并能减补益药之滋腻。综观全方，其风痰并治，标本兼顾，但以化痰息风治标为主，健脾祛湿治本为辅。

第二节 头 痛

医案 1

刘某，男，47 岁。

就诊时间：1991 年 5 月。

主诉：颠顶部疼痛 7 年余。

现病史：患者头痛 7 年余，以颠顶部为主，查头 CT 等均未见明显异常，几经治疗无效。刻下症：头痛如箍，如戴帽态，自觉头顶有重物压，余无明显不适。平素喜饮酒，急躁易怒。舌红，苔黄，脉弦滑。

诊断：头痛（头痛待查）。

审因：酗酒伤肝。

辨证：肝郁化热。

治法：疏肝理气，清热养阴。

处方：

枸杞子 20g　杭菊花 10g　女贞子 20g　郁金 10g

| 黄芩 10g | 黄精 20g | 生麦芽 30g | 怀牛膝 15g |
| 白芍 15g | 天冬 20g | 生地黄 20g | 牡丹皮 15g |

疗效：1周诸症消失。

按语：肝郁伤酒所致之头痛，因肝肾同源，故治以补益肝肾，滋水涵木，顺其条达之性，清解湿热之毒。枸杞子滋补肝肾，菊花清利头目；女贞子滋补肝肾，益阴培本，并能上荣头面；郁金，其性轻扬，能散郁滞，行气解郁；黄芩清泄少阳半表半里之郁热；黄精滋肾阴，益肾气；生麦芽疏肝健脾；怀牛膝滋补肝肾，引血下行；白芍养血益阴柔肝，牡丹皮清泻相火，生地黄凉血滋阴，天冬清热养阴生津，四药共用，可甘寒养阴保津。

医案 2

杜某，女，47 岁。

就诊时间：1996 年 9 月 12 日。

主诉：右侧头痛 3 天。

现病史：患者于 3 天前无明显诱因出现右侧头痛，未予诊治。刻下症：右侧头痛，以头皮疼痛为主，牵涉下牙疼痛，伴有夜寐欠安，右手麻。1 周前曾遇事而急躁。纳可，二便调。舌淡红，苔薄白，脉弦，寸动入鱼际。

既往史：颈椎病、腱鞘炎。

药敏史：磺胺类。

诊断：偏头痛（偏头痛待查）。

审因：郁怒伤肝。

辨证：肝郁化火。

治法：疏肝解郁，清肝泻火。

处方：

郁金 10g 　　当归 6g 　　黄芩 6g 　　绿萼梅 6g

白芍 10g 　　荆芥 6g 　　秦艽 10g 　　牡丹皮 6g

取穴：丘墟、光明、行间、太冲、百会、外关。

操作：毫针刺，留针 30 分钟。

疗效：10 次告愈。

按语：肝为刚脏，体阴而用阳，肝阳升发太过，血随气逆，冲扰于头，则头痛。方以郁金，辛能行散，活血行气，引诸药入肝经；当归、白芍养血滋阴，祛邪不伤血；绿萼梅芳香行气入肝胃，能疏肝解郁，理气醒脾；黄芩苦寒泻火，牡丹皮凉血清热；秦艽祛风通络；荆芥辛温解表，辛而不烈，温而不燥，与清热药同用，增加辛散透表之力，给邪以出路。少阳头痛，取足少阳胆经原穴丘墟，疏利肝胆；络穴光明通络祛邪；行间为足厥阴肝经荥穴，五行属火，肝木之子也，"实则泻其子"，故行间可疏肝解郁，调和气血，清泻肝胆，平肝息风；太冲为肝经输穴、原穴，肝主藏血，冲为血海，肝与冲脉，气脉相应合而盛大，故名太冲，具有平肝泻热、清利头目的功效；肝经与督脉会于颠顶，取百会，一穴以调两经气血；外关者，外指体表，关指关隘，为手少阳之络，与阳维脉相通，阳维有维系、联络诸阳经之作用，因"阳维为病苦寒热"，病位在外，故外关为主治外感之要穴。

医案 3

刘某，男，15 岁。

就诊时间：1996 年 9 月 19 日。

主诉：头胀痛 1 年余。

现病史：患者于 1995 年春节后出现头痛，以胀痛为主，一般从午后开始，若不服止痛药或睡眠休息，每持续至深夜，经多处治疗未见疗效，做头颅 CT 示无异常。刻下症：头胀痛，伴有咳喘，盗汗，遗尿，双目发胀，夜寐欠安，纳差，二便尚调。舌红，少苔，脉浮欠力。

既往史：脑外伤史、心肌炎。

诊断：头痛（头痛待查）。

审因：头部外伤，气机逆乱。

辨证：气阴两虚，阳维脉闭。

治法：养阴益气，通络止痛。

取穴：至阴、光明、阴郄、三阴交、外关、中脘。

操作：毫针刺，留针 30 分钟。

疗效：治疗 30 次病痊愈。

按语：至阴为足太阳膀胱经之井穴，五行属金，膀胱经上行于头目，应于肺，故至阴可清利头目，治疗头目五官疾病；光明为胆之络穴，别走厥阴，肝经连系，开窍于目，胆经起于目外眦，其经别系目系，开光复明，故光明是治疗眼病的要穴；汗为心之液，阴虚内热，心液不能敛藏而盗汗，取阴郄养阴清热以治之；三阴交为足三阴经交会穴，可健脾胃，益肝肾，滋阴补益；手少阳经脉行头之侧部，上项，入耳中，达眼部，故以络穴外关疏风清热，调理气机；中脘为八会穴之腑会，可益气养血，调养后天之本。

医案 4

刘某，女，38 岁。

就诊时间：1996 年 10 月 4 日。

主诉：右偏头痛 10 余年。

现病史：患者于 10 余年前因产后受风引起右偏头痛，经多方治疗，无明显改善。刻下症：右侧头痛隐隐，痛势绵绵不绝，无明显头晕，神疲乏力，面色少华，气短心悸，劳累后加重。舌淡，苔白，脉细。

诊断：偏头痛（偏头痛待查）。

审因：产后受风。

辨证：血虚风寒。

治法：祛风解表，益气扶正。

取穴：百会、风池、外关、光明、丘墟、太冲、悬钟。

操作：毫针刺，留针 30 分钟。

疗效：10 次病痊愈。

按语：产后气血亏虚，不得上荣，脑髓失养，又遇风寒，故头痛隐隐；劳则伤气耗血，故每于劳累后诱发或加重；中气不足，生化乏源，故纳少神疲、面色少华。百会为足厥阴、足太阳、手足少阳与督脉的交会穴。厥阴、少阳内属肝胆，肝胆内寄相火，为风木之脏，主风主动为内风；太阳主表，为一身之外藩，多与外风有关。因此，百会有祛风息风之效，为治风要穴，可用于各种内外风病的治疗。风为阳邪，其性轻扬，头顶之上，唯风可到，同是治风要穴的风池，位于颞颥后发际陷中，凹陷似池之处，故而得名，且少阳头痛，乃风邪蓄积之所，故取之恰好。《杂病穴法歌》云"一切风寒暑湿邪，头痛发热外关起"，《拦江赋》云"伤寒在表并头痛，外关泻动自然安"，循经取穴应结合辨证取穴，故以外关配丘墟，宣通少阳、通络止痛。太冲为肝经原穴，光明为胆经络穴，以原络配穴之法，加强疏肝利胆，理气调血之功。悬指悬挂，钟者聚也，悬钟为足少阳脉气聚注之处，又为八会穴之髓会，功善填精益髓，理气止痛。

医案 5

王某，男，77 岁。

就诊时间：2007 年 3 月 29 日。

主诉：头痛 2 周。

现病史：患者于 2007 年 3 月 15 日停供暖后未注意保暖，出现右侧头痛，曾去两家医院诊治，均未见效。刻下症：头痛，疼痛以胀、重、掣痛为主，颇觉痛苦，伴耳聋，余无特殊。

既往史：胃肿瘤。

理化检查：头 CT 示脑梗死、脑萎缩。

诊断：偏头痛（偏头痛待查）。

审因：气虚外感。

辨证：外感风寒，气滞血瘀。

取穴：四神聪、合谷（右）、支沟（右）、阳辅（右）、外关（左）、蠡沟（左）。

操作：毫针刺，以得气为度。

疗效：1 次症大减，2 次病愈。患者作揖而去。

按语：四神聪位于颠顶，清利头目。肺与大肠相表里，肺属卫外合皮毛，风邪外袭，肺卫首当其冲。手太阴属里属阴，手阳明属表属阳。在表之邪宜轻而扬之，以解表通络祛邪，故应取阳明经穴为主。合谷为手阳明经之原穴，所以合谷是治疗表证的主穴。外关是手少阳三焦经穴，又是八脉交会穴之一，通于阳维脉，阳维脉的功能是"维络诸阳"而主表，故有解表祛热的作用，可治疗风寒外感。支沟为三焦经之经穴，阳辅为胆经的经穴，"经主喘咳寒热"，指此类腧穴善治风寒、风热所致的病证。足厥阴肝经循喉咙之后上入颃颡，连目系，上出额，与督脉会于颠，以其络穴蠡沟祛邪通络止痛。

医案 6

游某，男，31 岁。

就诊时间：2011 年 2 月 17 日。

主诉：头痛 16 天。

现病史：患者于 2011 年 2 月 1 日举哑铃后出现头痛，以后枕部为主，未予系统治疗。刻下症：后枕部疼痛，颈项不舒，肢体无明显异常，余无不适。纳可，眠安，二便调。

理化检查：颈椎核磁示 $C_{3\sim4}$、$C_{4\sim5}$、$C_{5\sim6}$、$C_{6\sim7}$ 椎间盘突出，生理曲度变直，右侧横突孔较对侧变窄。

诊断：头痛（颈椎病?）。

审因：经脉受伤。

辨证：气滞血瘀。

取穴：列缺、水泉、养老、至阴。

操作：毫针刺，留针 30 分钟。

2011 年 2 月 18 日二诊：头痛明显减轻，继守前法治疗。

疗效：治疗 3 次后患者头痛症状基本消失，继以前法治疗 1 周以巩固疗效。

按语：足太阳之脉，"从巅入络脑，还出别下项，循肩髆内，挟脊抵腰中"。该患者因运动后出现后枕部疼痛，颈项不舒，考虑膀胱经受损，气血瘀滞，不通则痛。法当行气活血，舒筋止痛。至阴为足太阳膀胱经之"根"，为井穴，且《针灸聚英》云"头面之疾针至阴"。水泉为足少阴经的郄穴。泉，水源也，为肾之气血所深聚之处，又肾主水，穴似深处之水源，故名水泉，有清热利水、活血通经之效，常用于头项部损伤性疾病的治疗。列缺为手太阴肺经络穴、八脉交会穴，通于任脉，有宣肺通络、通调任脉之功，可用治偏头痛、项强、颈椎病，"头项寻列缺"。手太阳经循臑外后廉，出肩解，绕肩胛，交肩上；且阳经郄穴主治疼痛，故配以小肠经之"本"——养老，可增液养筋、舒筋活络。《针灸甲乙经》记载："肩痛欲折，臑如拔，手不能自上下，养老主之。"该穴常用于治疗背痛、急性腰痛、脊椎病。

在中医学中，阳气具有重要意义。《素问·生气通天论》记载："阳气者，若天与日……是故阳因而上，卫外者也。"四末为阳气之根本，如《灵枢·终始》云"阳受气于四末"。针刺这些部位的腧穴易于激发经气，调节脏腑经络的功能。且此类腧穴不仅取穴方便、操作安全，且主治病证的范围广，效果好。临床取穴有病在标取标，在本取本；病在本以治其标，在标反治其本。以该患者为例，其虽以头痛为主症，病位在标，但在治疗中均选取本部腧穴，而未针刺局部一穴，最终收效显著，足见标本根结理论对提高临床疗效颇有裨益。

第三节 中 风

医案 1

祁某，女，42岁。

就诊时间：1996 年 9 月 11 日。

主诉：右面部麻木 3 天。

现病史：患者 3 天前的下午无明显诱因出现右面部麻木，大约半小时后麻木消失，昨晚再次出现麻木且较上次发作症状明显。刻下症：间断右侧面部麻木，无口眼㖞斜，无肢体感觉及运动异常，平素喜食冰葡萄，余无明显不适。舌暗红，苔薄白，脉滑细无力，寸动入鱼际。

既往史：曾有右面部麻木的症情。

诊断：中风先兆（短暂性脑缺血发作）——中络。

审因：气血亏虚。

辨证：阳气受损，血虚及气。

治法：益气活血，疏经通络。

处方：

当归 10g	川芎 6g	白芷 6g	苍术 6g
黄芪 10g	地龙 10g	鸡血藤 15g	续断 15g
神曲 10g	党参 10g		

取穴：合谷、外关、后溪、颧髎、足三里、冲阳、丰隆、内庭、百会、太冲。

操作：毫针刺，留针 30 分钟。

1996 年 9 月 16 日二诊：麻木趋于消失。继予前法治疗。

疗效：治疗 10 次，症状消失。

按语：关于中风的预防问题，中医学也早有论述。如朱丹溪："眩晕者，中风之渐也。"元代罗天益在《卫生宝鉴·中风门》中云："凡大指、次指麻木或不用者，三年中有中风之患。"明代李用粹在《证治汇补·预防中风》中云："平人手指麻木，不时眩晕，乃中风先兆，须预防之。宜慎起居，节饮食，远房帏，调情志。"以上论述均表明，应识别中风先兆，及时处理，以预防中风发生。该患者平素喜食冰葡萄，酸冷太过，伤及脾胃阳气，导致气血郁滞，络脉不通，以补阳还五汤加减治疗。方中黄芪补益元气，意在气旺则血行，瘀去络通；川芎辛温升散，能"上行头目"，既可活血化瘀，又能祛风止痛，《神农本草经》云其"主中风入脑头痛"；苍术苦温燥湿以祛湿浊，辛香健脾以和脾胃；当归活血通络而不伤血；地龙通经活络，力专善走，周行全身，以行药力；白芷散寒，入阳明经，行于面部；神曲辛温，入脾胃经，患者既往喜食冰葡萄，取白芷、神曲散胃中寒气；鸡血藤行血养血通络；续断补益肝肾；党参健脾益气。"四关穴"，即合谷、太冲，二穴分别为手阳明大肠经、足厥阴肝经之原穴，配伍应用有开窍醒神、平肝息风之效，是治疗中风病的常用穴；外关是手少阳三焦经络穴，又是八脉交会穴之一，通于阳维脉，阳维脉的功能是"维络诸阳"而主表，故有解表作用，且手少阳经脉循头之偏侧、颞部，入耳中；后溪为八脉交会穴，通于督脉，督脉入属于脑，取之以调节神经系统；颧髎为局部取穴；足三里是足阳明胃经合穴，冲阳为其原穴，阳明经多气多血，善调人体一身之气血，而脾胃为后天之本，后天强健，气血旺盛，阴阳调和，脏气充足，足三里亦是强身健体的常用穴；丰隆为胃经络穴，健脾利湿，疏通经络；内庭为胃经荥穴，清表热，引阳气内行；百会为三阳五会，有祛风息风的作用，为治风要穴，可用于各种内外风病的治疗。针药并举，益气活血，疏通经络，在治疗麻木的同时，可预防中风的发生。

医案 2

赵某，女，68 岁。

就诊时间：1996 年 9 月 16 日。

主诉：左半身不遂 15 天，加重 5 天。

现病史：患者于 2 周前走路不稳摔倒后发现左侧半身不遂，不能行走，曾在北大医院行 CT 示多发腔隙脑梗，经改善脑循环、营养神经等治疗效果不显。5 天前症情加重，伴言语不利。刻下症：左侧半身不遂，肢软力弱，舌强语謇，二便失禁，纳可，寐安。舌红，无苔，脉弦。

查体：神清，意识清，对光反射正常，双瞳孔等大，无眼震及复视，伸舌稍左偏，左上肢肌力 4 级，腱反射低下，左巴宾斯基征（+），颈软无抵抗，克尼格征（-）。

既往史：子宫切除术。

诊断：中风（腔隙性脑梗死）——中经络。

审因：年老体衰。

辨证：阴虚痰阻，筋脉失养。

治法：化痰通络，滋阴舒筋。

处方：

玉竹 30g	当归 10g	黄精 15g	生麦芽 15g
郁金 6g	白芍 6g	天冬 10g	代赭石 15g
怀牛膝 10g	枸杞子 10g	杭菊花 10g	土鳖虫 5g
熟地黄 10g	丝瓜络 10g	泽泻 10g	牡丹皮 5g

取穴：百会、四神聪、头维、廉泉、通里、神门、曲池、合谷、中脘、足三里、丰隆、太溪、三阴交、太冲。

操作：毫针刺，留针 30 分钟。

1996 年 9 月 24 日二诊：左侧肢体活动较前改善，左上肢肌力 5⁻ 级。

处方：

玉竹 30g	当归 10g	黄精 15g	生麦芽 15g
郁金 6g	白芍 6g	天冬 10g	炙远志 10g
怀牛膝 10g	枸杞子 10g	杭菊花 10g	土鳖虫 5g
熟地黄 10g	丝瓜络 10g	泽泻 10g	牡丹皮 5g

疗效：治疗 60 次，患者肢体活动基本正常，肌力 5 级，言清语利，生活能够自理。

按语：百会升提气血，充益髓海；四神聪位于头之颠顶，可使逆上气血下降，暴涨之阳得平，瘀滞之经脉通畅；太溪为肾经原穴，既可调补肾阴，又可补益肾阳，促进气血的平调，是治疗中风的要穴；合谷为手阳明大肠经之原穴，与太冲合称"四关"，两穴一上一下，一阴一阳，一主气一主血，相互协调，可共奏清热泻火、镇静安神、平肝潜阳和息风通络之效；头维是足阳明、足少阳、阳维脉的交会穴，足阳明之脉循发际，至额颅，足少阳经上抵头角，下耳后，阳维脉循额角，维络诸阳以通督脉，头维位于额角，善于祛风通络；廉泉位于喉舌中间，内应舌根，为阴维、任脉之交会穴，二脉上达舌咽，故泻廉泉能清利咽喉，通利舌络；心开窍于舌，手少阴之络脉入心中，系舌本，通里为心经之络穴，是治疗舌强不语之要穴；"五脏有疾，当取之十二原"，又心主血脉，主神明，以其输穴、原穴神门，治疗心、神疾病；阳明经多气多血，以其合穴曲池疏通经络，调和气血；中脘、足三里健脾和胃，补后天气血生化之源，使气血得充，清窍得养；丰隆位于小腿外侧正中，又是祛痰要穴，三阴交健脾化湿，二者善治下肢痿痹。方药中玉竹药性甘润，善养胃阴；当归养血活血；黄精补益脾气，又养脾阴；生麦芽疏肝健脾；郁金疏肝行气；白芍、天冬养阴柔肝；代赭石、怀牛膝补益肝肾，引血下行；熟地黄、枸杞子、菊花既补肝肾又清肝热；土鳖虫咸寒入血，主入肝经，性善走窜，活血化瘀；丝瓜络入肝，活血通络；泽泻、牡丹皮合用泻相火、清肝火而活血。

医案 3

赵某，女，58 岁。

就诊时间：1996 年 9 月 23 日。

主诉：右手力弱 20 余天。

现病史：患者有头晕、面麻等症状 3 月余，20 天前出现右手力弱，伸舌右偏，于我科就诊，以脑梗死收入院，症状好转，并于 6 天前出院。刻下症：上肢颤动，头晕，无视物旋转，无恶心呕吐，肢体肌力尚可，夜寐欠安，夜尿多，纳可，大便调。舌淡红，苔稍白腻，脉涩，时结代。

既往史：心律失常。

诊断：中风（脑梗死）——中经络。

审因：水不涵木。

辨证：阳亢化风。

治法：潜阳息风。

取穴：百会、四神聪、曲池、合谷、内关、太冲、血海、足三里、三阴交。

操作：毫针刺，留针 30 分钟。

疗效：2 个月后症状接近消失。

按语：中风是以猝然昏仆，不省人事，半身不遂，口眼㖞斜，语言不利为主症的病证，病轻者可无昏仆而仅见半身不遂及口眼㖞斜等症状。明代张景岳认为本病与"外风"无关，提出"非风"之说，认为是"内伤积损"；李中梓明确提出闭、脱二证；叶天士认为本病为"精血衰耗，水不涵木……肝阳偏亢，内风时起"，提出滋液息风、补阴潜阳以及开闭、固脱。

肝肾阴虚，阴不制阳，内风时起，上犯于脑，脑脉壅塞或血溢脉外而见半身不遂，口舌㖞斜，舌强言謇或不语，偏身麻木；水不涵木，肝阳上扰，则头晕；虚火上扰，心神不宁，故失眠。

内，指内脏，关，指关隘，内关为手厥阴之络，与阴维脉相通，为主治内脏疾患之要穴；百会位于颠顶，苏厥开窍；四神聪清利头目，醒脑开窍，相配以通窍醒神；三阴交为足三阴之交会处，滋补肝、脾、肾三阴经，育阴潜阳；《会元针灸学》云"曲池者，曲者曲肘之处也，池者阳经有阴气所聚，阴阳通化，治气亦能养阴，故名曲池"，以曲池治疗上肢痿痹不利；《会元针灸学》云"三里者，逐邪于四末，出三里之外，因其经从头至胸一气，至脐又一变，至里而转下，与太阴少阳邻里相通，所以针阳陵泉而运胆汁入胃，补三里而能健脾，泻三里而能平肝"，以足三里扶正培元，又可通经活络；脾主裹血，温五脏，血海为足太阴脉气所发，气血归聚之海，取其补血理血之义；合谷、太冲开四关，通调气血，且女子以肝为先天。

医案 4

李某，男，65 岁。

就诊时间：2019 年 7 月 30 日。

主诉：视物成双半月余。

现病史：患者于 2019 年 7 月 4 日乘车时突发眩晕伴视物旋转，于东城区第一人民医院急诊科就诊，查头 CT 提示脑梗死，收入院予扩血管、活血化瘀治疗，其间出现复视，无明显肢体感觉及运动异常，治疗 14 天后头晕症状明显改善，复视未见好转。7 月 26 日于我院眼科就诊，查体见眼睑无明显下垂，左眼球内转受限，考虑动眼神经麻痹，建议神经内科就诊。7 月 29 日于神经内科诊断为小脑脑干梗死，予降脂稳斑、改善脑供血治疗，推荐至我科就诊。刻下症：视物成双，无明显头晕头痛，无心悸胸闷，无恶心呕吐，无肢体感觉及运动异常，无明显共济失调，无吞咽障碍及饮水呛咳。形体肥胖，性情急躁。纳眠可，大便干，小便调。舌暗，苔黄腻，脉弦滑。

体格检查：眼睑无明显下垂，左眼球内旋受限，仅达中线，言语清晰欠流利。

既往史：脑梗死病史 3 年，未遗留后遗症；冠心病搭桥术后 5 年，规律服用抗凝药物；高脂血症 10 年，规律服用降脂药；颈动脉硬化斑块及下肢动脉硬化斑块 5 年。

个人史：无吸烟史，饮酒 20 年，已戒酒 5 年。

理化检查：头颅 CT（7 月 4 日东城区第一人民医院）：多发性脑梗死。

诊断：中风病——中经络、风牵偏斜（脑梗死）；胸痹（冠心病搭桥术后）。

辨证：痰瘀阻络。

治法：活血化瘀，健脾祛痰，息风通络。

取穴：百会、神庭、本神、风池、太阳、内关、养老、支沟、中脘、天枢、丰隆、太冲、丘墟、蠡沟。

操作：毫针刺，以得气为度，平补平泻，留针 30 分钟。

疗效：治疗 5 次后患者复视明显改善，眼球运动可达中线至目内眦的 1/2；治疗 15 次后眼球运动可达中线至目内眦的 3/4，言语清晰流利，大便正常；治疗 1 个月后眼球活动正常，复视痊愈。

按语：中风病作为针灸科的多发病、常见病，以肢体活动障碍、言语不利就诊的患者居多。该例患者虽以复视为主诉就诊，系颅内缺血性病变引发神经支配功能异常，治疗重点在解决中风病，眼周局部取穴相对偏少。

百会为三阳五会，有醒脑安神的作用，是治风要穴。脑为元神之府，联合神庭、本神，宁心安神。风池为足少阳经穴，配合百会息风潜阳，且其循行于目外眦，善治目疾，养老亦是治疗目疾的经验穴，加以太阳通经活络，以利目窍。内关为手厥阴心包的络穴，通阴维脉，益气安神，宽胸理气，《难经》云"阴维为病苦心痛"，故内关是治心胸病变的常用穴。中脘在此病例中一穴多用：首先，中脘是胃之募穴，又为八会穴之腑会，六腑皆禀赋于胃，故中脘与六腑的生理功能有密切关系，六腑者传化物而不藏，以通为用，取中脘理气通便治疗便秘；其次，任脉主一身之阴，中脘具有健脾益气、助运燥湿的功效，且任脉循行至头面，"上颐循面入目"，善治痰湿困阻头面；再次，手太阳经和手少阴经相表里，其经脉络属于心，足阳明经别上通于心，手少阳经脉布膻中、散络心包，中脘为手太阳、手少阳、足阳明、任脉之交会穴，故可治疗胸痹，一穴三用，穴简而力专。支沟清三焦而通腑气，为治疗便秘之要穴；此外，三焦主气，支沟功善宣畅三焦，理气行血；天枢连通三焦，职司升降，既可配合支沟治疗便秘，更是与中脘配伍，一补一通，补中益气，通调气机，相得益彰。丰隆健脾化痰，是治疗痰湿的要穴；肝为风木之脏，最易化火生风，上扰神明，其经脉连目系，以足厥阴原穴太冲，镇肝息风的同时治疗风牵偏斜。丘墟为足少阳胆经原穴，蠡沟为足厥阴肝经之络穴，二穴同用疏肝理气之效甚佳，是贺普仁教授调畅气机、缓解紧张的常用对穴，尤其适合调节急躁易怒的情绪。

针灸作为绿色疗法虽然被越来越多的人关注，但对其心生畏惧的患者仍不在少数，临床力求选穴少而精，手法轻而柔，既突显了腧穴的疗效，又减轻了患者针刺的痛苦。为充分发挥腧穴的功效，一穴多用就可以减少腧穴的数量。以最少的选穴，达到满意的疗效，笔者认为应是针灸医生追求的一个方面。这就要求对腧穴有更深刻的认识，在特定穴的基础上，重视特效穴，与靶向治疗、精准医疗有异曲同工之妙。

第五章 肾系病证

第一节 水 肿

医案 1

饶某，女，40岁。

就诊时间：1996年3月22日。

主诉：双下肢及眼睑浮肿时作3年。

现病史：患者于3年前觉双下肢浮肿，时有眼睑浮肿，伴有咳嗽乏力，症情以季月尤其夏季月为甚，几经治疗无效。刻下症：双下肢及眼睑浮肿，面色黯黑，呈蝴蝶形，月经色黑，经时疼痛，少腹疼痛，晨起咳嗽，时有咳嗽遗尿，时有全身酸痛，腰似折。舌质暗，有瘀斑，苔白滑，脉左涩，右细沉浮。

过敏史：青霉素、庆大霉素。

诊断：水肿（水肿待查）。

审因：邪金生邪水。

辨证：风邪郁肺，肺病及肾，气不化水。

治法：宣肺解表，止咳化痰，化气利水。

处方：

杏仁 10g	紫苏叶 10g	桔梗 6g	防风 10g
浙贝母 6g	前胡 15g	甘草 6g	当归 10g
黄芪 12g	汉防己 12g	紫菀 10g	羌活 6g

医嘱：忌生冷油腻、鱼腥。

1996 年 3 月 26 日二诊：药后症情好转，咳嗽、咽痛消失，下肢浮肿减轻，服药后觉困倦，脉浮消失。舌质暗，有瘀斑，苔少。

处方：

杏仁 10g	紫苏叶 10g	桔梗 6g	防风 10g
浙贝母 10g	前胡 15g	荆芥 10g	当归 10g
黄芪 12g	汉防己 12g	甘草 6g	紫菀 10g

1996 年 4 月 2 日三诊：药后症情好转，无咳嗽，无浮肿，乏力好转，时有觉午后头昏，舌质好转，舌苔浅见，面色已见光泽，黑斑变浅，腰酸痛好转，仍不能久立。右关脉分叉（右关主脾，脾俞位于背部，故当有右背不舒）。从肺肾治得法，现稍顾中焦。

处方：

杏仁 6g	紫苏叶 6g	桔梗 5g	防风 6g
前胡 8g	荆芥 10g	当归 10g	六神曲 15g
汉防己 10g	紫菀 10g	炮姜 6g	炒蒲黄 6g
甘草 5g			

1996 年 4 月 12 日四诊：面黯以右侧为甚，左脉涩，稍有腰痛，余无不适。B 超示右肾囊肿，位于右肾中未及皮质处，2.5cm×2.1cm；血尿常规及胸透均未见异常。

处方：

炒蒲黄 10g	炮姜 10g	汉防己 10g	六神曲 15g
当归 10g	荆芥 10g	杏仁 6g	紫苏叶 6g
桔梗 5g	前胡 6g	甘草 5g	紫菀 10g
煅牡蛎 10g	麻黄根 10g		

1996 年 4 月 24 日五诊：药后诸症好转。

处方：

炒蒲黄 10g	汉防己 10g	六神曲 15g	当归 10g
荆芥 10g	杏仁 6g	桔梗 5g	前胡 6g
甘草 5g	紫菀 10g	煅牡蛎 10g	麻黄根 10g
益母草 30g	五灵脂 6g		

1996 年 6 月 4 日六诊：右关及左尺略涩。

处方：

炒蒲黄 6g	汉防己 10g	六神曲 15g	当归 6g
炒荆芥 10g	焦槟榔 6g	益母草 20g	五灵脂 6g
细辛 2g	煅牡蛎 10g	炒白术 6g	炮姜 6g

1996 年 6 月 9 日七诊：未诉明显不适，脉平。

处方：

炒蒲黄 6g	汉防己 10g	六神曲 15g	当归 6g
炒荆芥 10g	焦槟榔 6g	益母草 20g	五灵脂 6g

细辛 2g　　　煅牡蛎 10g　　炒白术 6g　　　炮姜 6g

生鸡内金 15g　　　　　　　炒鸡内金 15g

疗效：诸症悉除，仍有肾囊肿。

按语：邪金生邪水，治以提壶揭盖之法。杏仁苦温而润，降利肺气，润肺止咳；紫苏叶性温不燥，发表散邪，宣发肺气；前胡疏风散邪，降气化痰，协助紫苏叶轻宣达表，辅助杏仁降气化痰；桔梗升提肺气，助杏仁、紫苏叶理肺止咳；防风、羌活祛风解表，亦可升清燥湿，治疗脾虚湿盛，清阳不升；浙贝母清热化痰，降泄肺气；紫菀甘润苦泄，温而不热，润而不燥，润肺下气，开肺郁，化痰浊而止咳；防己祛风行水，黄芪益气固表，兼可利水，二者相合，祛风除湿而不伤正，益气固表而不恋邪，使风湿俱去，表虚得固；当归补血活血，助防己行水之功，又增加黄芪固表之力；甘草调和诸药，合桔梗宣肺利咽，功兼佐使。

医案 2

张某，女，64 岁。

就诊时间：2011 年 4 月 28 日。

主诉：左侧肢体肿胀 4 年余。

现病史：患者于 2007 年起无明显诱因出现左上肢肿胀，后逐渐又出现左下肢肿胀，每日晨起减轻，下午加重。其后症状逐渐加重，皮肤呈发亮感，压之无凹陷。上肢畏寒明显，下肢不畏寒。就诊于北京民航医院，行各项检查未见异常，肾脏B超及颅脑CT均未见明显异常。为求中医治疗，就诊于我科。刻下症：症状同前，无头痛头晕，无肢体疼痛，无肢体活动不利。患者平素怕热，活动后易出汗，但双侧肢体出汗对称。胃胀，反酸烧心，无明显胃痛，饮食可，食后困倦，口气重，眠欠安，醒后难再入睡，大便略稀，小便可。舌红苔略厚，有齿痕，脉右尺弱左尺有力。

既往史：糖尿病病史4年，自服药物，控制良好。高血压病史4年。血脂偏高（具体不详）。平素易晕车。

婚育史：40岁停经，无妇科手术史。

辅助检查：血常规：白细胞计数7.76×10^9/L，单核细胞百分比5.2%，嗜酸性粒细胞百分比1.4%，淋巴细胞百分比29.3%，血红蛋白153g/L。

诊断：肿胀（待查）。

审因：湿滞阴分。

辨证：脾虚阴亏，水湿不运。

治法：健脾养阴，利水消肿。

取穴：中脘、关元、气海、听宫、内关、合谷、条口、太白、公孙、丰隆、解溪、支沟、陷谷。

操作：中脘、关元、气海、听宫火针；余穴毫针刺，平补平泻，留针30分钟。

医嘱：禁食碳酸饮料及鸡蛋。

2011 年 4 月 29 日二诊：治疗后患者自觉肢体发胀，血压略有升高。加商丘、三阴交、蠡沟、地五会、三阳络。

疗效：1 个月肿消。

按语：《会元针灸学》云："中脘者，禀人之中气，营气之所出。在时而论，春为阳中，万物以生，秋为阴中，万物以成，长夏居四季之中，当脾胃之令，脾胃居肺肝心肾之中，当于上中下胃脘之中，故名中脘。"气海者，先天元气汇聚之处，主治"脏气虚备，真气不足，一切气疾久不差"。关元，小肠募穴，三阴任脉之会，元气之关会。取中脘、关元、气海补中益气，调畅三焦。手太阳小肠经，起于小指之端，沿手外侧上腕，直上循臑外后廉，出肩解，绕肩胛，交肩上，循咽下膈。其支者，从缺盆循颈上颊，至目锐眦。其支者，别颊上𬲮，至目内眦。手少阳三焦经，起于小指次指之端，循出臂外，上贯肘，循臑外上肩。其支者，上颈。其支者，至目锐眦。足少阳胆经，起于目锐眦，循颈，至目锐眦后。其支者，别目锐眦，下加颊车，下颈，络肝属胆。其中手太阳、手少阳均循臂外上肩，三经均过颈、目且会于听宫，故听宫可以治疗诸经脉所循之病证，善治上肢病证。内关为络穴，直接与手少阳三焦经相连，三焦主一身之气化，调理气机。合谷为大肠经之原穴，条口为胃经腧穴、丰隆为之络穴、解溪为其经穴、陷谷为输穴，诸穴共奏益气化痰之功，使气能升降，血能宣通。太白为脾经原穴，公孙为络穴，二者合用，健脾利湿。

《子午流注说难》云"支沟乃三焦所行之经穴，穴前一寸有外关别络，入手厥阴经，三焦水道流行至此，别有一分支之沟渠也"，故支沟功善理气调三焦。

第二节　遗　尿

医案 1

沈某，男，20 岁。

就诊时间：1996 年 10 月 10 日。

主诉：尿频、尿急、尿失禁 10 余年。

现病史：患者自诉小时记事起即有尿床病习，上学后一直未愈，后因学习紧张等原因出现尿频、尿急，急迫性尿失禁，夜间甚至不能入睡，经多方治疗未见疗效，痛苦不堪。每遇学习紧张则症情严重，甚至每小时小便数次。刻下症：遗尿，伴有腰酸，纳可，大便调。舌淡红，苔薄白，脉细无力。

理化检查：尿常规未见异常。血常规：白细胞计数 10.8×10^9/L。腰椎 X 线片：腰椎生理曲度变直，椎间隙正常，全椎体椎弓及相关附件缺损，提示隐性骶裂。

既往史：黄疸型肝炎。

药敏史：青霉素。

诊断：遗尿。

审因：先天不足。

辨证：肾虚固摄失职，肝郁气滞，疏泄失常。

治法：补肾疏肝，缩尿止遗。

取穴：命门、关元、气海、大赫、蠡沟、百会、志室、八髎、然谷。

刺法：毫针刺，以得气为度。

疗效：半年痊愈。

按语：命门位于两肾之间，有"元气之根本、生命之门户"之称，故有补肾壮阳之效，可治疗各种肾虚之证。关元位于脐下3寸，当"肾间动气"，别名丹田，是任脉与足三阴经的交会穴，又位于下焦，邻近膀胱和胞宫，故可治疗妇科疾病、男科疾病以及小便异常；又为小肠募穴，可泌别清浊，通利二便，治疗二阴病。气海为元气汇聚之处，有补气调气的作用。大赫为足少阴肾经脉气之所发，冲脉与足少阴之交会穴，内应胞宫精室，阴气盛大，亦为赫赫下焦元阳升发之处，水中之火，助阳生热。气海、关元、大赫居于小腹，与膀胱相邻，具有疏利膀胱之作用。蠡沟为足厥阴肝经之络穴，别走足少阳，与三焦相通，既主小便不利，又治遗尿，同时可疏利肝胆，缓解紧张。百会，汇聚诸阳，补气升提。肾藏志，志室在肾俞之旁，故可调补肾气，治疗前阴病。八髎位于腰骶部，为膀胱经腧穴，肾与膀胱相表里，故八髎是治疗小便问题的常用穴。然谷为足少阴肾经之荥穴，属火，既可益肾助阳，又可导赤清火。其为水中之真火，少火生气，故补之灸之能温补少阴之火，温阳益气，治疗肾阳衰微所致之诸疾。

医案 2

冯某，女，32 岁。

就诊时间：2010 年 5 月 31 日。

主诉：尿频 10 年。

现病史：患者于 10 年前出现尿频，夜尿 7～8 次，经期加重，每次尿量少，易疲乏，眠差。舌暗，苔薄白。

理化检查：血常规：嗜酸性粒细胞百分比 3.5%，白细胞计数 $7.17×10^9$/L，淋巴细胞百分比 24.8%，单核细胞百分比 5%，中性粒细胞百分比 66.3%。

诊断：尿频（神经性尿频）。

审因：寒伤带脉。

辨证：寒湿内困。

治法：温肾祛寒，缩尿止遗。

取穴：神阙、三阴交、蠡沟、解溪、外关、太溪、合谷。

操作：毫针刺，以得气为度。

2010 年 6 月 1 日二诊：昨日夜尿 9 次，双侧耳鸣。

取穴：加肾俞、命门拔罐。

2010 年 6 月 2 日三诊：昨日夜尿 8 次。取穴：百会、神庭、内关、三阴交、蠡沟、经渠、丘墟、太溪。

2010 年 6 月 3 日四诊：症情平稳。考虑胃气虚易发此证，取穴：气海、内关、三阴交、蠡沟、公孙、神门、太白。

2010年6月5日五诊：昨日夜尿5次，白日排尿次数也明显减少。

2010年6月25日六诊：经追问患者有情感受伤史，诉昨日夜尿4次。取穴：中脘、气海、关元、内关、三阴交、蠡沟、中封、通里、丘墟、太冲、太溪。

2010年7月7日七诊：近日外感风寒，兼有太阳表证，取穴：大椎、腰阳关、肾俞、合谷、昆仑、阳辅、内关、委中、太溪。

2010年7月28日八诊：夜尿4～5次，眠差，脱发。取穴：加足临泣。

疗效：调理3个月，尿频痊愈。

按语：考虑患者因夏季过食冷饮后所致，病机为寒湿内困，追问得之其夏季会有下肢浮肿。遗尿的治疗以太溪、关元、气海补肾固本为主，联合丘墟、蠡沟疏肝解郁为辅。

第六章　气血津液病

第一节　发　热

医案 1

此案为网络诊疗。

就诊时间：2003 年 5 月 24 日。

来函：

您好！我弟弟今年 15 岁，上初三，即将初中毕业。由于体育加试，他每天要有很大的运动量，一段时间后，颈部左右两侧出现淋巴结肿块，扁桃体发炎，且发热。在医院治疗 1 个多月不见好转，做活检诊断为淋巴结坏死。其间做了全身的检查，除血常规较低以外均为正常，但每天仍然发热，体温 38℃左右，只能靠退热药降温。长期吃药总是恶心，全身酸懒无力。究竟为什么发热仍没有诊断出来，特此向您咨询究竟是何原因发热，且如何治疗。

回复：

此病也应排除血液病，切忌不能劳累过度。另外注意不吃油炸等偏热食物，有的西药应慎用。

参考方：

生牡蛎 15g　　天花粉 15g　　滑石 15g　　　薏苡仁 15g

佩兰 10g　　　连翘 10g　　　金银花 15g　　芦根 15g

前胡 15g　　　黄芩 10g　　　桔梗 10g　　　浙贝母 10g

鱼腥草 15g　　马勃 10g　　　甘草 5g

2003 年 5 月 28 日二诊：

来函：

我弟弟吃了您配的药，热已退，在此特别感谢。但他脖子左右两侧的肿块不见好转，您看还需要吃什么药能尽快好起来？过几天他就要中考了，我们希望对他不会有什么影响。

回复：

再服原方药 7 剂。后用消瘰丸，服至肿块消失。

按语：本病例系湿热遏阻于表而致发热，故缠绵难愈。牡蛎咸平微寒，功能软坚散结，《本草备要》云其"咸以软坚化痰，消瘰疬结核"；天花粉清热泻火，生津止渴；滑石清热化湿；薏苡仁健脾利湿，清泄肺肠之热；佩兰芳香化湿；金银花、连翘气味芳香，疏散风热，清热解毒，又可辟秽化浊，透散卫分表邪的同时兼除秽浊之气；芦根清热生津；桔梗开宣肺气；前胡味辛微寒，疏散风热，宣发肺气；黄芩入肺经，善清肺火及上焦实热；浙贝母清化痰热，降泄肺气，又能化痰散结；鱼腥草清解肺热；马勃味辛质轻，宣散肺经风热，清泄肺经实火；甘草调和诸药。

医案 2

朱某，男，38 岁。

就诊时间：2008 年 11 月 28 日。

主诉：发热 1 月余。

现病史：患者于 2008 年 10 月 10 日因受寒后出现发热，畏寒，鼻塞，流涕，体温最高 39.6℃，曾于当地医院就诊，予以输液及口服药物治疗，症状未改善。刻下症：发热，体温 38.6～39℃，日体温无明显波动，纳差，眠可，小便可，大便稀溏，2 次/日。

诊断：发热（上呼吸道感染）。

审因：寒邪遏肺。

辨证：风寒外束。

治法：解表散寒。

处方：

防风 10g　　白芷 10g　　羌活 10g　　川芎 10g

黄芩 10g　　陈皮 6g　　炒神曲 30g　　生甘草 5g

苦杏仁 6g　　紫苏叶 10g　　荆芥 10g　　鱼腥草 15g

取穴：丰隆（双）、解溪（双）、合谷（双）、外关（双）、太阳（双）、神阙、昆仑（双）、阳辅（双）、大椎、背部膀胱经。

操作：神阙、大椎拔罐；膀胱经走罐，以肺俞、脾俞、胃俞为主；余穴以毫针刺，得气为度。

医嘱：忌肉类、鸡蛋。

疗效：3 剂病痊愈。

按语：防风辛甘性温，为风药中之润剂，祛风解表，《景岳全书》云其长于"散风邪治一身痛"；白芷辛温香燥，行经发表，散风泄湿；羌活辛苦性温，入太阳经，散表寒，祛风湿；川芎辛温，为"血中气药也"，既可活血，又能行气，配合君药使风寒得散，气血得畅，符合《素问·至真要大论》"疏其血气，令其条达"之旨；黄芩清泄里热，并防诸辛温燥烈之品伤津；陈皮辛温，暖脾行气以温化水湿，湿浊祛而止泻；炒神曲温中散寒健脾，兼以解表；紫苏叶味辛微温，发汗解表，开宣肺气，《本草正义》云"紫苏，芳香气烈……外开皮毛，泄肺气而通腠理，上则通鼻塞，清头目，为风寒外感灵药；中则开胸膈，醒脾胃，宣化痰饮，解郁结而利气滞……叶本轻扬，则风寒外感用之，疏散肺闭，宣通肌表，泄风化邪，最为敏捷"；杏仁苦辛温润，宣肺散邪，降气止咳，《本草求真》云"杏仁……既有发散风寒之能，复有下气除喘之力，缘辛则散邪，苦则下气，润则通秘，温则宣滞行痰。杏仁气味俱备，故凡肺经感受风寒，而见喘嗽咳逆、胸满便秘、烦热头痛……无不可以调治"；荆芥辛而微温，宣透外邪，由于寒热属性不过偏，故风寒、风温初起均可适用；鱼腥草寒能泄降，辛以散结，主入肺经，以清肺见长；甘草调和诸药。

丰隆为化痰要穴；解溪和胃解表，合谷、外关、大椎，为清热解表的常用组合；太阳祛风解表；神阙拔罐散寒暖中；昆仑祛风散寒；阳辅疏利少阳。

第二节 汗 证

医案 1

陶某，男，77 岁。

就诊时间：2008 年。

主诉：胸背部多汗 3 年余，加重 4 个月。

现病史：患者于 3 年余前出现胸背部汗出明显，动则尤甚，近 4 个月加重，屡治不效。刻下症：胸背部多汗，动则尤甚，余无不适。

理化检查：血常规：嗜酸性粒细胞百分比 5.6%，单核细胞百分比 11.6%，白细胞计数 4.66×10^{12} /L。颈椎正侧位片：颈椎病。

诊断：自汗（多汗症）。

审因：湿遏阳气。

辨证：阳气虚弱，湿浊内阻。

治法：益气化浊。

处方：

苍术 15g	黄精 15g	茯苓 15g	厚朴 6g
陈皮 6g	薏苡仁 10g	炒神曲 15g	黄芩 10g

法半夏 6g　　生甘草 6g

取穴：心俞、脾俞、肺俞、大椎、太溪、悬钟、合谷、公孙、命门、颈部阿是穴。

操作：命门拔罐；颈部阿是穴火针治疗；余穴以毫针刺，得气为度。

疗效：1 个月病痊愈。

按语：汗证是指由于阴阳失调，腠理不固，而致汗液外泄失常的病证。其中，不因外界环境因素的影响，而白昼时时汗出，动辄益甚者，称为自汗；寐中汗出，醒来自止者，称为盗汗，亦称为寝汗。《临证指南医案·汗》谓："阳虚自汗，治宜补气以卫外，阴虚盗汗，治当补阴以营内。"

湿遏气机者，化湿即可通阳益气，选用平胃散为主方。苍术苦温燥湿以祛湿浊，芳香健脾以和脾胃；黄精补益脾气，又养脾阴，为健脾之要药；半夏辛温入肺胃，燥湿化痰；厚朴苦燥辛散，燥湿消痰；茯苓甘淡渗湿健脾，以助半夏燥湿；陈皮燥湿化痰，调畅中焦；薏苡仁渗除脾湿；炒神曲温中散寒；黄芩清热燥湿；生甘草调和诸药。

《素问·经脉别论》云："饮入于胃，游溢精气，上输于脾，脾气散精，上归于肺，通调水道，下输膀胱。水精四布，五经并行。"汗为心之液，心俞可益心气敛汗；脾主运化津液，故取脾俞健脾化湿；肺主通调水道，输布津液，故以肺俞补肺益气，固表止汗；肾主水，以原穴太溪补肾利湿；大椎为"诸阳之会"，督脉和手足三阳经交会于此，取之助少阳之枢，启太阳之闭，和解少阳，使邪从表解；悬钟为髓会，又可疏通少阳，散寒祛湿；命门穴拔罐，祛寒除湿，通行阳气；合谷为手阳明原穴，阳明经多气多血，大肠经与肺经相表里，肺主表，故合谷可解表通络；公孙为脾经络穴，可健脾利湿。

医案 2

刘某，女，34 岁。

就诊时间：2015 年 5 月 6 日。

主诉：腋下多汗 15 年。

现病史：患者于 2000 年出现腋下多汗，于情绪紧张时加重，汗出可浸湿衣服，多次于北大医院及我院就诊，效不显。刻下症：腋下多汗，于情绪紧张时加重，可浸湿衣物，伴手足心发热，胸闷气短，情绪低落。纳可，眠差，入睡困难。大便 1～2 日 1 行，多不成形，小便调。平素易紧张，性情急躁。舌边尖红，苔白腻，脉弦细。

理化检查：血常规：白细胞计数 $4.01×10^9$/L，单核细胞百分比 9.7%，嗜酸性粒细胞百分比 1.4%，血小板平均容积 8.6fL。

诊断：汗证、不寐（多汗症）。

审因：肝郁湿阻。

辨证：肝郁化火，脾虚湿蕴。

治法：行气化湿，疏肝健脾。

处方：丹栀逍遥丸，茵陈蒿 15g 泡水服药。

取穴：本神、天枢、太渊、支沟、列缺、内关、蠡沟、三阴交、中封、丘墟、照海。

操作：毫针刺，以得气为度。

医嘱：忌油炸类食物、姜、花椒。

疗效：3 个月病痊愈。

按语：患者平素容易情绪紧张、情志不畅，导致肝失条达，气机郁滞，日久化火，内生火热之邪逼迫津液外泄；肝有邪，其气留于两腋，故出现腋下多汗；火热之邪外散肢节则见手足心热，内扰心神则出现眠差。

逍遥散始见于《太平惠民和剂局方》。关于本方的主治，原书记载如下："治血虚劳倦，五心烦热，肢体疼痛，头目昏重，心忪颊赤，口燥咽干，发热盗汗，减食嗜卧，及血热相搏，月水不调，脐腹胀痛，寒热如疟。又疗室女血弱阴虚，荣卫不和，痰嗽潮热，肌体羸瘦，渐成骨蒸。"其后众多医书对其适应证从多方面加以补充。《绛雪园古方选注》卷下曾谓："《庄子·逍遥游》注云：如阳动冰消，虽耗不竭其本，舟行水摇，虽动不伤其内。譬之于医，消散其气郁，摇动其血郁，皆无伤乎正气也。"该方服后可使肝气条达，郁结消解，气血调和，神情怡悦，故名之。此方一经问世，即成为调和肝脾的经世名方，颇受古今医家的推崇。

加味逍遥丸系逍遥散加牡丹皮、栀子组成，又称丹栀逍遥散。此两味皆能清热凉血，其中栀子尚可泻火除烦，牡丹皮亦能活血散瘀。加味逍遥丸主治虽似逍遥散证，但对兼有郁火者尤为适宜。茵陈苦泄下降，性寒清热，善清利脾胃肝胆湿热，使之从小便而出。

第三节 血 证

医案 1

刘某，男，37 岁。

就诊时间：1989 年 6 月。

主诉：鼻衄频发 3 年。

现病史：患者于 3 年前出现经常鼻衄，理化检查未见明显器质性病变，几经治疗无明显缓解。刻下症：鼻衄，平素嗜酒，性情暴躁。

诊断：鼻衄。

审因：郁怒酗酒。

辨证：肝火犯肺。

治法：清热凉血。

处方：

枸杞子 20g	杭菊花 10g	青黛 6g	三七 6g
生地黄 10g	郁金 15g	鱼腥草 10g	北沙参 15g
土鳖虫 5g	甘草 5g	牡丹皮 5g	太子参 15g
泽泻 15g	丝瓜络 10g	葛根 15g	代赭石 30g
天冬 15g	生麦芽 15g	桑椹子 15g	

疗效：2周病痊愈。

按语：饮酒伤肝，肝阳亢盛，肝不藏血，木火刑金，迫血妄行而成鼻衄。枸杞子平而不热，有补水制火之能，通过滋补肝肾之阴而兼清热；菊花体轻达表，气清上浮，清肝泻火；青黛寒能清热，咸能入血，入肺、肝经，清热凉血，为木旺金囚之首选；三七甘温微苦，入血分，功善止血，又能化瘀生新，具有止血不留瘀之特长，对人体内外各种出血，无论有无瘀滞，均可应用；生地黄甘寒质润，入营分、血分，为清营、凉血、止血之要药；郁金解郁降火，凉血止血；鱼腥草清宣肺热；北沙参养阴清肺；土鳖虫破血逐瘀；牡丹皮性凉，入心、肝血分，能清营分、血分之实热，凉血止血；太子参甘平入肺，益气生津而润燥，能清所客热邪；泽泻甘淡渗湿，入肾、膀胱经，清两经之热，使热从小便而解；丝瓜络药力平和，和血活络，《本草纲目》云"能通人脉络脏腑，而去风解毒，消肿化痰，祛痛杀虫及治诸血病也"；葛根归脾、胃二经，功可升举清阳之气，故可助脾运湿，治疗饮酒过度，湿热内蕴而致之诸症；代赭石为矿石类药物，质重沉降，长于镇潜肝阳，又性味苦寒，善清肝火，为重镇潜阳常用之品；天冬甘苦寒凉，入肺、肾二经，苦泄降火，寒能清热，善滋肺肾之阴而降火；生麦芽健脾疏肝，以复条达；桑椹子甘寒质润、善滋补阴血而清内热；甘草生品药性微寒，可消热解毒，兼以调和诸药。

医案 2

谢某，男，45 岁。

就诊时间：1993 年 2 月。

主诉：咯血 3 年，加重 3 个月。

现病史：患者于 10 年前于工地劳作时左胸部外伤，伤愈后并未在意。3 年前出现胸痛、咳嗽，胸片示左肺被已萎缩至 1/3，考虑为左胸第一肋间陈旧性损伤，予对症治疗。最近 3 个多月症状逐渐加重，遂来就诊。刻下症：胸痛气喘，动则喘憋，咳嗽痰少，咯血，形体消瘦，纳差。

诊断：咯血、肺痿（左肺萎缩）。

审因：胸部外伤。

辨证：瘀血内阻。

治法：理气宽胸，活血化瘀。

处方：

瓜蒌皮 10g	黄芪 15g	郁金 6g	当归 10g
枸杞子 10g	川芎 6g	桔梗 3g	茜草根 10g
北沙参 10g	太子参 10g	川贝母 6g	鱼腥草 10g
桃仁 6g	红花 3g	土鳖虫 10g	山羊血 10g
生地黄 10g	炙远志 10g		

取穴：列缺、通里、孔最、太渊、气海。

操作：毫针刺，以得气为度。

疗效：此案例为返乡时接治的病案，针刺仅 1 次，药物治疗1个月，半年后回访诉痊愈。

按语：瓜蒌皮既能涤痰导滞，又能利气宽胸；气为血帅，气虚失于摄纳，血不循经而外溢，黄芪甘温，补气兼能提摄；郁金苦寒泄降，能顺气降火而凉血止血，且有止血而不留瘀之特点；当归甘温质重，入心、肝二经，功专补血养血，乃补血之圣药；枸杞子滋补肝肾；川芎味辛性温，能升能降，既能通行血脉，又能活血祛瘀；桔梗辛宣苦泄，功善开宣肺气，祛痰宽胸，且性平不燥；茜草根味苦气寒，善走血分，为凉血止血之要药，主要用于血热妄行之吐血衄血，如《简要济众方》单用茜草为末煎服，以治吐血不止；北沙参味甘微苦，性微寒，归肺经，故能养肺阴，清肺热；太子参甘平入肺，益气生津而润燥；川贝母性寒质润，既可清热化痰，又可润燥止咳；鱼腥草清热宣肺；桃仁、红花活血化瘀；土鳖虫破血逐瘀，修复损伤；山羊血活血化瘀兼亦补血；生地黄凉血化瘀；远志化痰开痹。

列缺为肺经络穴，宣肺理气，通经活络；孔最为肺经郄穴，阴经郄穴善治血证，有理血通窍、清热止血之功；太渊为肺经原穴，通调肺气；通里为心包经络穴，其名指本穴之络脉通达本经，有如返乡之象，借以引血归经；气海为元气汇聚之所，久病体虚，可取本穴以培补元气。

医案3

刘某，女，15岁。

就诊时间：2010 年 8 月 16 日。

主诉：间断皮肤瘀斑 3 年余。

现病史：患者于 2006 年因头晕于当地医院就诊，发现血小板减少，曾有病毒性感冒病史，高热 5 日，周身红疹，疑似系统性红斑狼疮，具体治疗不详。2007 年 7 月腹部出现瘀斑，1 周后自行消退。2007 年 9 月 20 日突发眩晕，自行缓解，于当地医院查血常规示血小板 $64 \times 10^9/L$，行骨髓穿刺术诊断为特发性血小板减少性紫癜，予激素治疗，血小板恢复。后反复间断出现皮肤瘀斑，为求根治，前来就诊。刻下症：无明显不适，无发热，易疲乏，纳眠可，二便调，月经可，平素不耐寒热。舌暗红，苔薄白，脉数（乱）。

理化检查：血常规未见异常。

诊断：肌衄（特发性血小板减少性紫癜）。

审因：风湿热入于冲脉。

辨证：高热所致邪毒内陷。

治法：解表通经，托邪外出。

处方：

鸡血藤 30g	防风 6g	炒神曲 15g	藿香 10g
白芷 5g	续断 15g	茯苓皮 15g	生甘草 5g
当归 6g	佩兰 10g	苍术 5g	忍冬藤 15g

疗效：患者服药 3 个月，随访 1 年，连续复查血常规，未见异常。

按语：血液溢出于肌肤之间，皮肤表现青紫斑点或斑块的病证，称为紫斑，亦有称为肌衄者。

现代医学认为免疫性血小板减少性紫癜（ITP）是临床所见血小板减少最常见的原因之一。长期以来，免疫性血小板减少性紫癜被认为是一种原因不明的血小板减少所致的出血性疾病，因而称为原发性或特发性血小板减少性紫癜。

关于 ITP 的发病机制目前仍未完全阐明，但通过对患者血小板相关抗体的研究证实，本病是一组与自身免疫有关的疾病。ITP 的主要诊断依据是临床出血征象，血小板减少，脾脏无肿大，骨髓巨核细胞有质与量的改变及抗血小板抗体等。多数急性型可自愈，而慢性型自发缓解者少见，在无出血风险的情况下可观察和随诊，当血小板计数严重减少（小于 $64×10^9/L$）并伴明显出血，则需紧急和适当处理。

鸡血藤善入肝经血分，既能活血，又可补血；防风祛风润燥；炒神曲健脾而兼解表；藿香芳香化浊；白芷辛香，气味芳香，辛香能散，温以祛寒；续断补益肝肾，活血祛瘀，否则瘀血不去而新血难生；茯苓皮利水；当归补血和血；佩兰芳香化湿；苍术健脾燥湿；忍冬藤疏风解毒，通经活络；甘草补益脾气，调和诸药。

第四节 郁 证

医案

刘某，女，50岁。

就诊时间：1996年4月12日。

主诉：头昏胸闷1周。

现病史：患者于1周前因操心孩子的事情，焦虑、担忧、烦躁，出现头昏眼花，不能久立，伴有胸闷不舒，心烦，口干口苦，不欲饮，时太息，测血压130/80mmHg。舌形盛，质红，苔白腻，脉滑弦。

理化检查：胸透示无异常。

诊断：郁证（焦虑状态）。

审因：恚怒。

辨证：肝郁气滞化火，痰湿火扰神明。

治法：疏肝解郁，化痰清心。

处方：

黄芩10g　　竹茹10g　　鱼腥草15g　　瓜蒌皮20g

绿萼梅10g　杭菊花10g　佛手15g　　　白芍15g

丹参20g　　陈皮10g

疗效：服药3剂，患者于1996年4月22日告知病愈。

按语：郁证是由于情志不舒、气机郁滞所致，以心情抑郁、情绪不宁、胸部满闷、胁肋胀痛，或易怒喜哭，或咽中如有异物梗塞等症为主要临床表现的一类病证。理气开郁、调畅气机、怡情易性是治疗郁病的基本原则。

黄芩清热泻火，善行上焦、中焦；竹茹清热除烦；鱼腥草清热解毒；瓜蒌皮理气开郁，宽胸化痰；绿萼梅芳香行气，疏肝解郁；菊花疏肝清热；佛手疏肝解郁；白芍养血敛阴，平抑肝阳；丹参清心凉血，除烦安神；陈皮健脾理气。

第五节　消　渴

医案

边某，女，42 岁。

就诊时间：2009 年 7 月 1 日。

主诉：口干多饮易饥伴头晕 3 个月。

现病史：患者于 3 个月前多食水果后出现口干、多饮、易饥饿，诊断为糖尿病，未系统治疗。刻下症：口干，多饮，易饥，时有头晕，近期体重增加，眠欠安，小便量多，大便不爽。舌质暗红，苔黄腻，脉滑数。

既往史：高血压 5 年，服络活喜，血压控制尚可。

个人史：无特殊，稍喜甜食。

理化检查：血常规：单核细胞百分比 2.8%，红细胞计数 5.08×10^{12}/L。生化检查：胆汁酸 11.3μmol/L，血糖 7.28mmol/L，载脂蛋白 B 1.33g/L，低密度脂蛋白胆固醇

3. 22mmol/L。

诊断：消渴（糖尿病）。

审因：过食伤脾。

辨证：湿热中阻。

治法：清热利湿。

取穴：百会、曲池、内关、太渊、建里、关元、足三里、丰隆、三阴交、太溪、公孙。

操作：毫针刺，以得气为度。

医嘱：节饮食。

疗效：连续治疗 1 个月，诸症消失。

2009 年 9 月 11 日复查生化：血糖 6.26mmol/L，低密度脂蛋白胆固醇 3.23mmol/L，糖化血红蛋白 5.2%。

2009 年 12 月 9 日复查血常规：单核细胞百分比 0.22%，红细胞计数 5.06 × 10^{12}/L。生化：胆汁酸 11.4μmol/L，尿素氮 2.9mmol/L，载脂蛋白 B 1.17g/L，低密度脂蛋白胆固醇 3.53mmol/L，血糖 5.8mmol/L。

2010 年 3 月 11 日复查血常规：单核细胞百分比 0.22%，红细胞计数 5.24 × 10^{12}/L，血红蛋白 155g/L。生化：载脂蛋白 A 0.99g/L，低密度脂蛋白胆固醇 3.20mmol/L，总蛋白 81.3g/dL，血糖 5.79mmol/L。

2010 年 6 月 9 日复查血常规：单核细胞百分比 2.5%。生化：胆汁酸 11.5μmol/L，尿素氮 2.9mmol/L，肌酐 48μmol/L，血糖 5.19mmol/L，载脂蛋白 B 1.13g/L。

按语：糖尿病是由遗传因素、免疫功能紊乱、微生物感染及其毒素、自由基毒素、精神因素等各种致病因子作用于机体导致胰岛功能减退、胰岛素抵抗等而引发的糖、蛋白质、脂肪、水和电解质等一系列代谢紊乱综合征，临床上以高血糖为主要特点，典型病例可出现多尿、多饮、多食、消瘦等表现，即"三多一少"症状。但本例患者，近期体重反而增加，其他症情符合糖尿病诊断。

中医学认为糖尿病属于消渴的范畴。我国最早的医书《黄帝内经》中就记载了"消渴"这一病名。汉代名医张仲景《金匮要略·消渴小便不利淋病脉证并治》对"三多"症状亦有记载。消渴病的病因比较复杂，禀赋不足、饮食失节、情志失调、劳欲过度等原因均可导致消渴。消渴病变的脏腑主要在肺、胃、肾，其病机主要在于阴津亏损，燥热偏胜，而以阴虚为本，燥热为标，两者互为因果。

百会穴有开窍醒神的作用，对神经调节障碍之类的疾病有较好的调理作用；《会元针灸学》云"曲池者，曲者曲肘之处也，池者阳经有阴气所聚，阴阳通化，治气亦能养阴，故名曲池"，作为大肠经的合穴，曲池可清阳明之热；内关为络穴，直接与手少阳三焦经相连，三焦主一身之气化，手厥阴心包经与足厥阴肝经为同名经，同气相应，故内关有疏肝理气、平肝潜阳的作用；太渊为肺之原穴，脉之所会，补气调血；建里属任脉，"建"有调理之意，"里"指内部脏腑，健脾胃，主运化；关元培元固本，补益下焦；

足三里为胃经合穴，又是胃的下合穴，合主内腑，专司胃腑病证，也是五输穴之合穴，乃土中之土，补之可培土生金、健脾益肺；丰隆穴是足阳明经络穴，可联络调理表里脾胃二经，既可调太阴以运化，又可泻阳明以祛火，健脾化湿；足三阴经起于足，交汇于三阴交穴，复从三阴交穴分行于少腹，结于阴器，交于任脉，三阴交具有健脾利湿、养阴生津的作用；太溪穴为肾经原穴，是肾经原气输注之穴，肾为水火之脏，内藏元阴元阳，肾阴是一身的根蒂、先天之真源，肾阳是机体活动的动力，故取太溪可滋阴补肾；公孙为脾之络穴，健脾胃，化痰浊。

本例患者，经纯针灸治疗，并配合饮食调理，取得了非常满意的疗效，这对早期糖尿病患者可能是一个很好的尝试。开始患者亦对单纯针灸疗效持怀疑态度，但经观察及随访1年余，症状及血糖指标均正常。

第六节　系统性红斑狼疮

医案

于某，女，47岁。

就诊时间：2008年5月21日。

主诉：关节及双目酸痛，周身丘疹1年3个月余。

现病史：患者于1年多前因荨麻疹后出现膝关节及踝关节酸痛，伴肿胀、沉重感，以踝关节为主，足部酸胀、上抬时发沉。2007 年 4 月周身出现红色丘疹，伴瘙痒、发热、微胀，夜间症状加重。初期丘疹可自行消退，半个月后不能自行消退，于外院就诊，确诊为系统性红斑狼疮。刻下症：膝关节及踝关节酸痛，全身散见红色丘疹，神疲乏力，眼睛酸涩发干，自觉眼睑沉重，不愿睁眼，口鼻干燥，渴喜热饮，怕冷。舌淡红，苔白，脉细无力。

理化检查：抗核抗体（＋）。血常规：嗜酸性粒细胞百分比升高，单核细胞绝对值下降，血小板平均分布体积下降，红细胞压积下降。

诊断：痹证（系统性红斑狼疮）。

审因：风湿热入于冲脉。

辨证：脾肾两虚，湿热稽留。

治法：补肾健脾，活血通络。

处方：

土茯苓 20g	忍冬藤 30g	黄芩 10g	鸡血藤 20g
当归 10g	秦艽 10g	银柴胡 10g	生甘草 5g
首乌藤 10g	紫苏叶 10g	丹参 10g	荆芥 5g
防风 5g	党参 10g	前胡 15g	续断 15g

2008 年 5 月 30 日二诊：自觉症情均有所缓解，精神好转，有时觉胃脘胀满。

处方：

土茯苓 20g	忍冬藤 30g	黄芩 10g	鸡血藤 20g
当归 10g	秦艽 10g	银柴胡 10g	生甘草 5g

首乌藤 10g　　紫苏叶 10g　　赤芍 10g　　　荆芥 10g

防风 10g　　　炒神曲 15g

疗效：患者感病情日见好转，效不更方，共服药 49 剂，至 2009 年 3 月 26 日无任何不适症状，嘱停药。随访 1 年，症情未作。

按语：系统性红斑狼疮是一种自身免疫病，其发病缓慢，隐袭发生，临床表现多样，变化多端，涉及诸多系统和脏器。由于细胞和体液免疫功能障碍，患者产生多种自身抗体，可累及皮肤、浆膜、关节、肾及中枢神经系统等。患者体内存在多种自身抗体，不仅影响体液免疫、细胞免疫，补体系统亦有变化。该病的发病机制主要是由于免疫复合物形成，确切病因不明，病情呈反复发作与缓解交替过程。本病以青年女性多见，我国患病率高于西方国家，可能与遗传因素有关。

土茯苓甘淡，既可解毒利湿，又能通利关节；忍冬藤通经络，疏散经络风热而止痹痛；黄芩清热燥湿；鸡血藤既能行血补血，又能舒筋活络；当归养血和血；秦艽祛风湿通络止痛，为治痹证常用药，风湿痹痛无问寒热新久均可应用；银柴胡甘寒益阴，清热凉血，退热而不苦泄，理阴而不升腾；《景岳全书》云"甘草……坚筋骨，健脾胃"，故甘草亦可配伍用治风湿痹痛；首乌藤补阴养血祛风，通经活络止痛，又有祛风止痒之功，《本草纲目》云其"主治风疮疥癣作痒"；气行水行，气滞水聚，紫苏叶善于调节气机，使气行通畅而水运复常；丹参善能通行血脉，祛瘀止痛，《本草正义》谓"丹参，专入血分，其功在于活血行血，内之达脏腑而化瘀滞……外之利关节而通脉络"，且能凉血、活血、养血，对于血热、血虚所致的皮肤痒疹亦常用；荆芥辛温理气，可促进血行，从而使结肿消散，疼痛解除，其味辛能散，可祛风止痒，治疗多种皮肤病；防风辛温，祛风散寒，胜湿止痛，消肿散结，且其性善上行，又可散邪发郁，常用治头面五官诸疾；党参甘平，补脾养胃，健运中气，鼓舞清阳，为常用补中益气之品，又可益脾胃，化精微，生阴血，补气生血；肺开窍于鼻，前胡辛散苦降，微寒清热，宣散肺热；续断甘以补虚，温以助阳，辛以散瘀，有补益肝肾、强健壮骨、通利血脉之功。

系统性红斑狼疮为风湿热入血室所致，故而女性多发，营卫失调导致自身免疫，治疗以祛邪为主，自拟擒狼方治疗系统性红斑狼疮多可治愈。但对于血小板过低者，需特别提高警惕，其病情极为凶险，必要时应结合西药进行救治。

自拟擒狼方：

土茯苓 15g	苍术 10g	藿香 6g	忍冬藤 15g
萆薢 10g	地肤子 15g	赤小豆 15g	滑石 10g
竹叶 5g	当归 6g	白鲜皮 10g	汉防己 10g
甘草 6g			

第七节　肝　癌

医案 1

2004 年 8 月网络诊疗一例，因没有预料到患者会有依从性，故未留存之前的信件。

其为肝癌患者，未曾谋面，来信求治，回函如下：

曹某：

你好！

来信收到，因回老家刚返京，迟复为歉。

我去年用中药治愈了一个与你情况类似的患者，现根据你的情况给你开一处方，供参考选用：

生牡蛎 15g	猪苓 15g	泽泻 10g	黄精 15g
鸡内金 20g	佛手 15g	绿萼梅 10g	山慈菇 10g
蜂房 10g	玄参 10g	茵陈 15g	郁金 10g

有事可以再联系。

祝早日康复！

2004 年 12 月 2 日

后来函，见如下：

谢教授：

您好！

不好意思又来打扰您了，我父亲曹敏之是个肝癌患者，今年 7 月份他就他的病情给您写过信，很有幸得到了您的回信，信中您为我的父亲介绍了一个处方（见上）。

我父亲已连续用了1个月，效果很好，万分感谢您！

今天写这封信主要是想问您，我父亲的这种情况是继续服用这个处方，还是需要修改处方？

祝您万事如意！

调整处方：

乌梅 3g　　天冬 10g　　生麦芽 20g　　鸡内金 20g

黄精 20g　　山慈菇 10g　　茵陈 15g　　鳖甲 10g

木蝴蝶 10g　佛手 10g　　石斛 10g

白花蛇舌草 15g

2007年患者家属回信告知其父病情平稳。

按语： 该病例系肝郁气滞，痰瘀互结而致肿瘤。生牡蛎咸寒，软坚散结；泽泻甘淡，直达肾与膀胱，利水渗湿；猪苓淡渗，增强泽泻的利水渗湿之力；黄精既补益脾气，又养脾阴；鸡内金健脾化坚；佛手疏肝解郁，健脾化痰；绿萼梅疏肝醒脾；山慈菇味辛能散，寒能清热，清热解毒，散结消癥；蜂房攻坚破积；玄参清热滋阴，泻火解毒；茵陈苦泄下降，性寒清热；郁金能行能散，活血行气，疏肝凉血。

医案 2

罗某，男，53岁。

就诊时间：2007年9月。

主诉：胁痛 3 年。

病史：患者于 3 年前出现胁痛，未予诊治；1 年前发现肝占位性病变，即在医院行手术治疗等，因朋友介绍予中药而配合治疗。刻下症：右胁胀痛，胃脘胀满，嗳腐吞酸，时太息。舌暗红，边有瘀斑，苔薄腻，脉弦涩。平素嗜酒。

理化检查：腹部 CT 示肝占位性病变。肿瘤标记物：甲胎蛋白（＋）。

诊断：肝癌（肝癌术后）。

审因：肝郁嗜酒。

辨证：金乘木郁。

治法：理肺疏肝，软坚散结。

处方：

生牡蛎 15g	猪苓 15g	泽泻 10g	黄精 15g
鸡内金 20g	佛手 15g	绿萼梅 10g	山慈菇 10g
蜂房 10g	金银花 15g	前胡 15g	玄参 10g
茵陈 15g	郁金 10g	刺蒺藜 10g	鱼腥草 15g

按语：本病经半年配合治疗，肝占位性病变消失，甲胎蛋白（－）。有意思的是，患者既往牛皮癣病史多年，此次治疗肝癌后牛皮癣又恢复如前，暂未行任何治疗。

但本患者不听劝阻，6 年后又私自去治牛皮癣，治疗半年，肝癌复发，竟致不起。

经询问，患者患病前曾治过牛皮癣，牛皮癣症情缓解后，发现患了肝癌。据此笔者认为其属肝肺不和所致，并告其若牛皮癣再发，肝癌可能完全治愈。

金银花性味甘寒，最善清热解毒疗疮；前胡降气化痰；刺蒺藜辛散苦泄，轻扬疏散，祛风止痒；鱼腥草清化湿热。

第七章 肢体经络病

第一节 痹 证

医案 1

谢某，男，38 岁。

就诊时间：1987 年 8 月。

主诉：右下肢外侧疼痛 2 年。

病史：患者于 2 年前因臀部肌内注射后，出现右下肢外侧疼痛（循足少阳胆经），经多方治疗，病情未见好转，反而逐渐加重。刻下症：右下肢不能完全着地，走路跛行，屈伸不利，纳差，眠可，二便调。形体消瘦，痛苦面容。舌质暗红，苔少，脉细涩。

诊断：痹证（下肢疼痛）。

审因：肌内注射。

辨证：气滞血瘀，经脉不通。

治则：通经止痛。

取穴：风市。

操作：立而取之，针刺后出现电击感。

疗效：本病经 1 次治疗，2 年多的疾患即告痊愈。

按语：风市，即风邪游行聚集之处，故为祛风要穴，刺之可祛风化湿、疏通经络，治疗外风所致之下肢痿痹。《玉龙歌》云："膝腿无力身立难，原因风湿致伤残。倘知二市穴能灸，步履悠然渐自安。"二市穴，即风市、阴市二穴。《胜玉歌》又云："腿股转酸难移步，妙穴说与后人知。环跳风市及阴市，泻却金针病自除。"之前该患者在外院治疗时也曾选用风市穴，此次就诊取风市，患者一度表示怀疑。风市穴的疗效关键在于正确的取穴方法，要立而取穴。

医案 2

卢某，男，19 岁。

就诊时间：1996 年 9 月 16 日。

主诉：左侧太阳穴酸胀不适半年。

现病史：患者于半年前因感冒后出现左侧太阳穴酸胀不适，按摩稍舒，睁眼闭眼时觉乏力。经北京协和医院、同仁医院等治疗，未见疗效。曾查眼系无疾患，头颅 CT 无异常，症情逐渐加重。刻下症：左侧太阳穴附近感觉减退，自觉有一肌束抽紧，余无不适。舌质淡红，苔薄白，脉浮细无力。

既往史：结膜炎。

诊断：头痛（偏头痛）。

审因：肝郁化火。

辨证：邪犯少阳。

治法：祛风通络，行气止痛。

取穴：外关、光明、阳白、丘墟、丝竹空透率谷、后溪。

操作：毫针刺，以得气为度。

1996 年 10 月 2 日二诊：诸症减轻，现觉眼皮稍下垂，余无不适。

取穴：太白、冲阳、足三里、后溪、申脉、阳白、瞳子髎、睛明、百会、合谷。

疗效：经过 40 次治疗，病痊愈。

按语：外关为手少阳经络穴，通阳维脉，解表通络，《杂病穴法歌》云"一切风寒暑湿邪，头痛发热外关起"，对于外感所致之头痛，外关疗效确切。光明为足少阳胆经之络，别走足厥阴肝经，少阳厥阴主眼，肝开窍于目，故以络穴光明配合原穴丘墟明目通络。《针灸甲乙经》云"头目瞳子痛，不可以视，挟项强急，不可以顾，阳白主之"，故取胆经阳白清利头目。《玉龙歌》云："偏正头风痛难医，丝竹金针亦可施，沿皮向后透率谷，一针两穴世间稀。"丝竹空位于眉的外端，为手少阳三焦经、足少阳胆经两经脉气相交接处，由于其位置所在，故治疗重于偏头部位和眼目病变，而率谷为胆经穴，经行于头之偏侧，故二穴合用，一针两穴，直接疏通手足少阳经气，对偏头痛往往能起到立竿见影的效果。后溪为手太阳经输穴，通督脉，清头目，通经络。

医案 3

任某，女，48 岁。

就诊时间：1996 年 9 月 17 日。

主诉：右上肢剧烈疼痛半个月。

现病史：患者于半个月前无明显诱因（可能为夜间感寒）出现右上肢疼痛，疼痛以子、午时后明显，逐渐加剧，痛不可忍，曾在多家医院求治，未见疗效，理化检查未见异常。刻下症：右上肢疼痛，子、午时后加重，余无明显不适。纳可，二便尚调。舌质淡红，苔白腻，脉浮。

诊断：痹证（肢体疼痛）。

审因：阴阳气机逆乱。

辨证：风寒痹阻经络。

治法：祛风散寒通络。

取穴：大椎、手三里、外关、合谷、二间、风市、足三里、条口、冲阳、太冲、后溪、阿是穴。

操作：大椎拔罐；余穴以毫针刺，得气为度。

疗效：治疗 8 次，症状趋于消失。

按语：子时属足少阳胆经，午时属手少阴心经，大椎为督脉和三阳交会穴，既可助少阳之枢，又能启太阳之开，和解少阳祛邪外出；风寒侵袭，先犯肺卫，肺与大肠相表里，取手三里祛风通络，《铜人腧穴针灸图经》云其"治手臂不仁，肘挛不伸，齿痛，颊颔肿，瘰疬"；大肠经循臂上廉，取其原穴合谷，祛风解表，通络镇痛，以荥穴二间加强解表之力；三焦经络穴外关，祛风寒，通经络；风市为治风之要穴，犹治诸风之市集，祛风湿，通经络；足三里与手三里相呼应，又可健脾益气；条口是足阳明胃经穴，阳明经多气多血，故该穴利于通调经络，又足阳明经别合于手阳明大肠经，故该穴又功善舒筋活络；再联合胃经原穴冲阳，振奋阳气，和胃通络；足厥阴肝经夹胃属肝络胆，以其原穴太冲调畅三经气血，通络止痛；后溪通督脉，益阳气，祛风寒；阿是穴又名天应穴，没有固定的位置和名称，它的取穴方法就是以痛为腧。

医案 4

李某，女，70 岁。

就诊时间：1996 年 9 月 24 日。

主诉：腰腿痛 1 个月。

现病史：患者近来吃生冷较多，1 个月前开始下腹疼痛，后痛至右腰部，逐渐牵涉下肢疼痛，曾自行拔罐治疗等（局部可见抓痕），效果不佳。刻下症：下腹疼痛，腰部疼痛伴下肢放射痛，四肢关节可见肿大变形，纳尚可，寐欠安，大便干，小便少。舌质淡红，苔白，脉沉细无力。

既往史：腰腿疼痛史、类风湿关节炎史。

诊断：痹证（腰椎病、类风湿关节炎）。

审因：过食生冷。

辨证：脾阳不足，寒湿痹阻。

治法：祛风除湿，通络止痛。

处方：

木防己 10g	当归 10g	神曲 10g	桑寄生 15g
五加皮 6g	续断 10g	鸡血藤 15g	海风藤 15g
忍冬藤 15g	白芷 5g	延胡索 10g	甘草 5g

取穴：关元、气海、风市、血海、阴市、悬钟、太冲、命门、肾俞、志室。

操作：毫针刺，以得气为度。

1996 年 10 月 3 日二诊：腹痛、腰痛症状明显减轻。

处方：

木防己 10g	当归 10g	神曲 10g	桑寄生 15g
五加皮 6g	续断 10g	鸡血藤 15g	海风藤 15g
忍冬藤 15g	白芷 5g	党参 15g	甘草 5g

取穴及操作同上。

疗效：治疗 10 次，症状消失。

按语：痹证是由于风、寒、湿、热等邪气闭阻经络，影响气血运行，导致肢体筋骨、关节、肌肉等处发生疼痛、重着、酸楚、麻木，或关节屈伸不利、僵硬、肿大、变形等症状的一种疾病。轻者病在四肢关节肌肉，重者可内舍于脏。

防己大辛苦寒，通行十二经，祛风利水，除湿止痛；当归甘辛性温，甘能补血，辛能活血，温以散寒，血液畅流，筋脉得养，寒邪得除，则痹阻疼痛可除；神曲和胃，祛寒解表；桑寄生长于补肝肾，强筋骨，对痹证日久，伤及肝肾，腰膝酸痛无力者尤为适用；五加皮辛能散风，温能祛寒，尤宜于老人和久病体虚的患者；续断甘以补虚，温以助阳，辛以散瘀，有补益肝肾、壮骨、通利血脉之功；鸡血藤既能辅助当归养血活血，又能与祛风湿药相伍舒筋活络；海风藤祛风湿，通经络；忍冬藤通经络，止痹痛；白芷辛能行散，芳香走窜，祛寒除湿，消肿止痛，《医宗金鉴》云其可"通经理气而疏其滞"；延胡索辛散温通，能活血行气，为止痛佳品，《本草纲目》谓其"能行血中气滞，气中血滞，故专治一身上下诸痛，用之中的，妙不可言"，故无论何种疼痛均可配伍应用；甘草益气健脾，培土制水，使脾气健运，水湿不留，且可调和诸药。待疼痛改善后，以党参代替延胡索，健脾益气，脾主四肢关节，则肢体不失其所主，为治病求本之图。诸药合用，通阳行痹，振奋卫阳，寒湿得去，疼痛自止。

医案 5

贾某，男，39 岁。

就诊时间：1996 年 9 月 28 日。

主诉：左手阳溪穴疼痛 1 周。

现病史：患者于1周前开始左手阳溪穴隐隐作痛，3天前疼痛加剧，以夜间明显，握力减弱，余无明显不适。舌质红，苔薄白腻，脉细无力。

既往史：胆囊炎及类似发作病史。

诊断：痛痹（关节痛）。

审因：寒邪。

辨证：寒凝气滞。

治法：活血行气，散寒之痛。

处方：

当归 10g	鸡血藤 15g	海风藤 15g	忍冬藤 30g
五加皮 6g	土鳖虫 6g	枸杞子 10g	续断 10g
蜈蚣 1 条	甘草 5g	桑枝 10g	

取穴：阳溪、合谷、大椎、外关。

操作：毫针刺，以得气为度。

疗效：治疗10次，病痊愈。

按语：当归、鸡血藤养血活血，兼以通络；海风藤、忍冬藤祛风湿，宣痹痛；五加皮强筋骨，祛风湿；土鳖虫活血祛瘀，消癥散积；枸杞子、续断补肝肾，强筋骨；蜈蚣性善走窜，通达内外，通络止痛之力甚佳；桑枝性平，善达四肢经络，通利关节，痹证无问新久、寒热、筋脉拘挛、关节不利或肢体麻木者均可用之，习惯尤用于上肢痹痛者；甘草调和诸药。

医案 6

艾某，女，74 岁。

就诊时间：1996 年 10 月 3 日。

主诉：右肩背酸痛 3 天。

现病史：患者于 3 天前因受寒出现右肩背酸痛，逐渐加剧，至今右手几乎不能活动，伴有轻度头晕、乏力、心悸 1 个月余，纳可，大便调。舌质暗红，苔白，脉弦。

既往史：胆结石。

诊断：痛痹（关节痛）。

审因：中寒。

辨证：风寒痹阻经络。

治法：祛风散寒通络。

取穴：大椎、昆仑、外关、条口、后溪、风池、合谷。

操作：毫针刺，以得气为度。

1996 年 10 月 10 日二诊：疼痛减轻，手部活动尚可。

处方：

当归 10g	川芎 10g	延胡索 10g	干姜 6g
桂枝 6g	羌活 5g	鸡血藤 30g	汉防己 15g
黄芪 15g	防风 6g	制附片 6g	海风藤 15g
枸杞子 15g			

1996 年 10 月 15 日三诊：诉眼睛发蒙。

处方：

当归 10g	川芎 10g	延胡索 10g	干姜 6g
苍术 10g	羌活 5g	鸡血藤 30g	汉防己 15g
黄芪 15g	防风 6g	制附片 6g	海风藤 15g
枸杞子 15g	党参 15g		

疗效：治疗 7 次，症状消失。

按语：大椎隶属督脉，通诸阳经，解表散寒；昆仑为膀胱经经穴，疏散太阳风寒；外关祛寒解表；条口为足阳明胃经穴，又足阳明经别合于手阳明大肠经，足阳明经筋从鼻旁合于足太阳经筋，足太阳经筋结于肩，其病为肩不举，因此条口是治疗肩关节的特效穴；手太阳经出肩解、绕肩胛、交肩上、循项，取其输穴后溪，可通络止痛；风池为足少阳、阳维脉之交会，胆经起于目锐眦、循颈、至肩上，故风池穴有祛风解表、通络止痛之功；手阳明经循臂上廉上肩，阳明经多气多血，其原穴合谷善调气血，通经止痛，是治疗上肢疼痛的常用穴。

当归、川芎养血和血，祛风止痛；延胡索活血止痛；干姜大辛大热，温脾阳，祛寒邪，扶阳抑阴；桂枝温经散寒，通利血脉；羌活辛散祛风，味苦燥湿，性温散寒，犹善祛上部风湿、通利关节；鸡血藤行血养血，舒筋活络；防己祛风行水，黄芪益气固表兼可利水，二药配合，祛风湿而不伤正，益气固表而不恋邪，使风湿俱去，正气得固；附子辛甘性热，温助肾阳，兼暖脾土；海风藤祛风通络；枸杞子滋补肝肾，以利关节。

医案 7

张某，女，36 岁。

就诊时间：1996 年 10 月 27 日。

主诉：两腿外侧面近膝关节处疼痛近 20 年，加重 4 天。

现病史：患者于 20 年前出现两腿外侧面近膝关节处疼痛，近 4 天以夜间子、丑、寅时疼痛明显。

诊断：行痹、痛痹（骨关节病）。

审因：寒邪。

辨证：脾胃虚弱，风寒痹阻经络。

治法：健脾养胃，祛风散寒通络。

取穴：关元、气海、风市、阴市、阳辅、解溪、犊鼻。

操作：毫针刺，以得气为度。

医嘱：忌酸冷食物。

疗效：治疗 5 次，疼痛明显减轻。

按语：关元位于元气交会之处，培补元气之效甚佳；气海为元气汇聚之处，补气调气之功尤甚；风市以祛风通络见长，尤宜于下肢痿痹、疼痛等症；胃为水谷所归，五味皆入如市杂，故有"胃为之市"之说，集结之处为市，穴为足阳明脉气所发，又《针灸大成》云阴市主"腰脚如冷水，膝寒"，故取阴市温经散寒；足少阳经脉，其直者，出膝外廉，故取其经穴阳辅通络止痛；解溪为胃经经穴，乃经气旺盛之处，善治下肢痿痹；犊鼻在膝部，髌韧带外侧，属局部取穴，功可通经活络，理气止痛。

第二节 痿 证

医案 1

郭某，男，8岁。

就诊时间：2005年4月6日。

主诉：双下肢发软8年，加重1年。

现病史：患儿自出生起较同龄孩子抬头、坐立弛缓，站立和行走困难，曾诊断为假肥大性肌营养不良，经西医治疗无明显改善。刻下症：双下肢无力，站立、行走困难，走路不稳，易跌倒，双侧腓肠肌逐渐呈假性肥大，腱反射减弱，余无明显不适。

理化检查：心电图示电轴左偏。磷酸肌酸激酶13050U/L。

诊断：痿证（假肥大性肌营养不良）。

审因：先天不足。

辨证：脾肾两虚，筋脉失养。

治法：健脾升清，祛湿通络。

处方：

汉防己10g　茯苓皮10g　黄精10g　佩兰10g
苍术10g　　白术10g　　神曲15g　清半夏10g
甘草5g

2005 年 4 月 15 日二诊：药后症情好转，4 月 14 日复查磷酸肌酸激酶 7590U/L。继服前方 15 剂。

疗效：治疗 1 年，患儿生活基本自理，已入学就读。

按语：假肥大性肌营养不良，是最常见的一类进行性肌营养不良，属于遗传性肌肉系统疾病，为症状最严重的肌肉萎缩。

脾主四肢，故从脾论治。防己走表，通腠理，祛水湿，《本草纲目》云其"利大小便，主水肿，通行十二经"；茯苓皮利水消肿；黄精补益脾气，又养脾阴，实为补脾猛将；佩兰芳香化湿；苍术辛散苦燥，健脾燥湿；白术补气健脾祛湿，既助防己祛湿行水之功，又增黄精健脾益气之力；神曲温散寒湿；半夏燥湿化痰；甘草调和诸药。

医案 2

李某，女，22 岁。

就诊时间：2011 年 7 月 19 日。

主诉：左侧面部肌肉萎缩 1 年半。

现病史：患者于 1 年半前因左侧口角部粉刺自行抓破后，出现局部肌肉萎缩，曾于外院行免疫系统检查，未见明显异常。刻下症：左侧口角旁较右侧肌肉萎缩明显，余无不适。纳眠可，二便调。查体：左侧面部肌肉萎缩，局部肌肉发紧、僵硬，皮色、皮温无明显异常。

理化检查：血常规：血小板平均体积 8.7fL，血小板体积分布宽度 9.9%。头颅 CT：未见明显异常。

诊断：痿证（肌肉萎缩）。

审因：邪陷经脉。

辨证：气滞血瘀，经络不通，局部失养。

取穴：地仓、大迎、迎香、下关、阿是穴、天枢、合谷、曲池、陷谷、水泉、冲阳、蠡沟、丰隆。

操作：火针刺地仓、大迎、迎香、颊车、阿是穴，并缪刺；余穴以毫针刺，得气为度。

医嘱：忌碳酸饮料。

疗效：经 5 次治疗，症情基本改善。

按语：足阳明胃经起于鼻之交頞中，旁纳太阳之脉，下循鼻外，入上齿中，还出夹口环唇，下交承浆，却循颐后下廉出大迎。该患者病灶在口唇旁，系胃经所过之处，根据近治作用，以胃经局部穴位为主，配合火针疗法可促进气血运行，增加局部的血液供给，营养筋脉。天枢为大肠之募穴。枢，指枢纽，有斡旋上下、职司升降之功，具双向调节之能，可以通调肠胃，沟通机体上下气机。合谷为手阳明大肠经原穴，且为四关穴之一，司上半身开关；阳明经多气多血，故合谷亦可起到行气活血的功效。丰隆为足阳明胃经的络穴，有健脾和胃、通经止痛之效，可以治疗脾胃气虚之证。陷谷为足阳明胃经之输木穴，可健脾和胃、疏通经络，治疗面部疾患颇有良效。冲阳为胃经原穴，有升阳举陷、培扶胃气之功。水泉为肾经郄穴，活血通经之效颇佳。曲池，手阳明大肠经之合穴，属土，池者，阳经有阴气所聚，阴阳通化，故治气分亦能养阴，走而不守，其性善游走通导，长于宣气行血、通络利节，为调和气血、舒筋利节之要穴，凡一切经络客邪、气血阻滞经脉之病证，无不适用。蠡沟为足厥阴肝经之络穴，既可滋补肝阴而养血，又可缓解精神紧张。缪刺法就是针刺与患侧对称部位的一种取穴刺法。缪刺法早在《黄帝内经》中即有记载，如《素问·缪刺论》指出："邪客于经，左盛则右病，右盛则左病，亦有移易者，左痛未已而右脉先病，如此者，必巨刺之，必中其经，非络脉也。故络病者，其痛与经脉缪处，故命曰缪刺。"在临床运用中，对中风后遗症、软组织挫伤等运用缪刺法治疗，疗效卓著，尤其是软组织挫伤，无论陈旧，均可获显效。

第三节 颤 证

医案 1

李某，男，21 岁。

就诊时间：2010 年 7 月 12 日。

主诉：腹部肌肉抽动 7 年。

现病史：患者于 14 岁时因玩游戏出现腹部肌肉眴动，曾于宣武医院就诊，诊断为肌张力障碍，治疗效果不明显。

刻下症：现周身肌肉抽动，激动时加重，喜冷饮，眠差。

舌淡红，苔黄。

理化检查：血常规：嗜酸性粒细胞百分比 4.2%，白细胞计数 $6.21×10^9/L$，中性粒细胞百分比 59.7%，淋巴细胞百分比 29%，单核细胞百分比 0.3%。

诊断：颤证（抽动待查）。

审因：紧张。

辨证：寒邪内困。

治法：温阳散寒，息风通络。

取穴：大椎、命门、风池、膈俞、肝俞、内关、昆仑、阳辅、通里、太溪、照海。

刺法：大椎、命门拔罐；余穴以毫针刺，平补平泻。

医嘱：忌冷饮。

疗效：治疗 2 周后，患者仅上身肌肉抽动，紧张时加重，纳差，眠一般，无明显怕冷怕热。舌淡红，苔薄白。继以前法治疗 3 个月后，症状基本缓解。

按语：大椎为诸阳之会，寒邪为患，多犯阳经，取其通阳散寒；命门位于两肾俞之间，当肾间动气处，为元气之根本，补肾强阳；风池为治风要穴，祛风通络；治风先治血，故以血会膈俞滋阴息风；"诸风掉眩，皆属于肝"，故以肝俞补肝血，理肝气；内关为心包经络穴，可通阴维脉，理气安神；昆仑为膀胱经经穴，解表散寒；阳辅为胆经经穴，疏肝利胆；《灵枢·经脉》云"手少阴之别，名曰通里"，故以通里清虚热，安神志；太溪为肾之原穴，滋水涵木；照海通阴跷脉，安神助眠。

元气不归位所以抽动，可以深呼吸，以辅助元气归位，先后于关元、中脘、神阙拔罐以祛寒。

医案 2

张某，男，12 岁。

就诊时间：2012 年 11 月 7 日。

主诉：不自主抽动 2 年余。

现病史：患儿于 3 年前出现行走时突然站立、点头，后症状逐渐加重，肢体不自主抽动，曾于首都儿科研究所诊断为抽动症，服用舍曲林、利培酮、妥泰治疗，效不显。刻下症：头部、颈部、四肢不自主抽动，无秽语，平素怕热，多汗，纳可，矢气多，偶有左侧头痛，呈闪击痛，入睡慢，眠欠安，磨牙，梦话。舌淡红，苔白，稍有鸡心舌，关脉细涩无力。

既往：过敏性鼻炎。

诊断：颤证（抽动症）。

审因：过食生冷。

辨证：脾肾阳虚，元气外越。

治法：温中散寒纳气，佐以养胃阴。

处方：

炒神曲 10g　　白芷 5g　　　藿香 5g　　　苍术 2g

厚朴 5g　　　陈皮 3g　　　玉竹 10g　　　肉桂 5g

防风 3g　　　佛手 10g　　　甘草 2g

医嘱：忌酸冷、鸡蛋。

疗效：治疗 1 个月基本病愈。

按语：炒神曲，甘温健脾开胃，辛而散寒；藿香辛温之性使邪从表解，芳香之气使湿浊从内而化；白芷助藿香外散寒邪，兼以燥湿化浊；苍术燥湿健脾；厚朴行气化湿，畅中行滞；陈皮理气燥湿，兼以和胃；玉竹益胃阴；肉桂辛甘大热，补火助阳，益阳消阴，且入肝肾，能使上浮之虚阳回归故里，引火归原；防风既可散外风，又可息内风；佛手醒脾理气，和中导滞；甘草补益脾气，调和诸药。

第四节　麻　木

医案 1

陈某，女，22 岁。

就诊时间：1996 年 10 月 10 日。

主诉：右面部局限性麻木 1 个月。

现病史：患者于 1 个月前曾有右面部局限性皮炎病史，后渐出现麻木，逾月未愈。刻下症：右面部麻木，局限于承泣至水沟穴之间，时有月经延期，余无明显不适。纳可，寐安，二便尚调。舌质偏胖，苔薄白，脉滑，尺来不及。

既往史：过敏性紫癜。

药敏史：青霉素。

诊断：面麻（麻木待查）。

审因：邪滞络脉。

辨证：痰瘀阻络。

治法：行气活血，化痰通络。

取穴：足三里、合谷、冲阳、关元、丰隆。

操作：毫针刺，以得气为度。

疗效：治疗 10 次病愈。

按语：《灵枢·经脉》云："胃足阳明之脉，起于鼻之交頞中，旁纳太阳之脉，下循鼻外，入上齿中，还出挟口，环唇，下交承浆，却循颐后下廉，出大迎，循颊车，上耳前，过客主人，循发际，至额颅……"胃经行于面部，故治疗以阳明经为主，足三里为胃经合穴，功善健脾和胃、益气养血、调理气机、化痰祛湿；冲阳为其原穴，和胃化痰；丰隆为络穴，善调脾胃之气，"脾为生痰之源"，故其穴可调太阴以运化水湿，是治痰要穴；"面口合谷收"，合谷治疗面部疾患的作用尤为突出；《难经·八难》云"十二经脉者，皆系于生气之原。所谓生气之原者，谓十二经之根本也，谓肾间动气也。此五脏六腑之本，十二经之根，呼吸之门，三焦之原，一名守邪之神"，所以关元具有培肾固本、补益元气的作用。

医案 2

马某，女，24 岁。

就诊时间：2010 年 7 月 14 日。

主诉：左侧肢体麻木 4 个月。

现病史：患者于 4 个月前左足大趾受伤后出现麻木，初起未在意，后逐渐加重。刻下症：左侧肢体麻木，左下肢痛觉、温度觉下降，左手触觉减退，左下肢力弱，左手外侧轻度肌肉萎缩，纳眠可。舌暗红，苔白厚。

理化检查：腰椎核磁（－）。颈椎 CT（－）。经颅多普勒超声（－）。血常规：中性粒细胞百分比 62.3%，淋巴细胞百分比 29.9%，单核细胞百分比 6.8%，嗜酸性粒细胞百分比 0.8%。尿常规：pH 值 5.5。

诊断：肢体麻木（麻木待查）。

审因：外伤。

辨证：气滞血瘀。

治法：活血通络。

取穴：左小指井穴、左小趾井穴、水泉、养老、后溪、血海、太冲、外关、支正、金门。

操作：左小指、小趾井穴点刺放血；余穴以毫针刺，得气为度。

治疗 2 周后，患者自觉肌肉涩滞好转，麻木减轻，仍有触觉下降。取穴：血海、外关、太溪、水泉，少泽放血。

疗效：治疗 1 个月，病痊愈。

按语：《针灸大成》云"所出为井，井象水之泉"，井穴似水之源头，亦是阳气生发之处，因此选取井穴点刺以激发经气；水泉为肾经都穴，善行气活血，通经止痛；养老是手太阳经的都穴，善于通经止痛，而手太阳经在背部交会于督脉和足太阳经，后溪更是八脉交会穴，通督脉，二者都是治疗颈腰椎病的常用穴；肌肉为气血所荣养，故以血海调血行气，濡养肌肉；肝主藏血，太冲为肝之原穴，可以行气活血；外关穴是手少阳三焦经的常用腧穴之一，主治上肢痿痹不遂，《铜人腧穴针灸图经》云其"治肘臂不得屈伸，手五指尽痛不能握物，耳聋无所闻"；支正为手太阳小肠经络穴，具有纠偏作用；金门为足太阳膀胱经都穴，膀胱经行于腰部及下肢，取之以活血止痛。

第五节 面 瘫

医案 1

赵某，男，22 岁。

就诊时间：1996 年 9 月 12 日。

主诉：口角㖞斜 2 天。

现病史：患者于 2 天前受寒，昨日晨起觉左侧面部不舒，口角㖞斜。刻下症：左侧闭目欠佳，口角右偏，鼓腮漏气，伴有左侧颈项不舒，纳差，便溏，眠可，小便调。舌质红，苔薄白，脉细。

诊断：面瘫（面神经麻痹）。

审因：外感风寒。

辨证：风寒阻络。

治法：祛风通络。

取穴：合谷、外关、大椎、阿是穴、昆仑透太溪。

操作：毫针刺，以得气为度。

疗效：治疗 20 次，病痊愈。

按语：周围性面神经麻痹是指经乳突孔内面神经的急性非化脓性炎症所致的急性周围性面瘫。《灵枢·经脉》云："大肠手阳明之脉……其支者，从缺盆上颈，贯颊，入下齿中，还出挟口，交人中，左之右，右之左，上挟鼻孔。"其原穴合谷属循经远取，亦有"面口合谷收"之意。外关、大椎祛风散寒，通阳解表。阿是穴疏调局部经气，温经散寒，濡润筋肉。昆仑为膀胱经经穴，"膀胱足太阳之脉，起于目内眦，上额，交巅。其支者，从巅至耳上角"，膀胱经所通行之处决定了昆仑穴可治疗头面五官疾病。男性以肾为先天，故取其原穴太溪，培元扶正。

医案 2

张某，男，33 岁。

就诊时间：1996 年 9 月 23 日。

主诉：口角㖞斜 2 天。

现病史：患者于 5 天前出现左侧颈项酸痛，2 天前又因受寒发现口角右偏。刻下症：口角右偏，左侧抬眉困难，闭目不能，鼓腮漏气，余无明显不适。纳可，寐安，二便调。舌质淡红，苔薄白，脉浮。

诊断：面瘫（面神经麻痹）。

审因：外感风寒。

辨证：风邪袭络。

治法：祛风散寒，通经活络。

取穴：昆仑、合谷、外关、阿是穴。

操作：毫针刺，以得气为度。

处方：

白芷 5g	白附子 10g	白僵蚕 10g	全蝎 6g
蜈蚣 2 条	当归 10g	川芎 10g	鸡血藤 15g
秦艽 15g	甘草 5g	骨碎补 10g	羌活 6g

1996 年 9 月 28 日二诊：闭目改善，静态下口角基本对称。继以前法治之。

疗效：治疗 30 次，病痊愈。

按语：面瘫多是由于正气不足，脉络空虚，卫外不固，风邪乘虚而中经络，导致气血痹阻，面部少阳脉络、阳明经筋失于濡养，以致肌肉纵缓不收而发。针对风中阻络，经隧不利之证，治宜祛风散寒、通络扶正。牵正散出自《杨氏家藏方》，为治疗风中头面经络的基础方。方中白附子辛甘而热，功能祛风化痰，并擅长治头面之风，《神农本草经疏》云其"性燥而升，风药中之阳草也……风性升腾，辛温善散，故能主面上百病而行药势也"，用作君药。全蝎、僵蚕均属虫类药，有祛风搜风、通络止痉之功，其中全蝎长于通络，僵蚕优于化痰，共为臣药，宣通血脉，并能引药入络，直达病所。三药合用，药少力专，使风除痰消，经络通畅，则病证可愈。白芷解表散寒，更是阳明经的引经药；蜈蚣性走窜，通达内外，搜风通络，加强全蝎、僵蚕息风之力；当归、鸡血藤补血活血，舒筋活络；川芎辛温香窜，为血中气药，上行头目，祛风活血；秦艽祛风邪，舒筋络，又善"活血荣筋"；羌活辛散祛风，辛温散寒，善入膀胱经，以除头面肩背疾病见长；骨碎补温阳活血；甘草健脾益气，调和诸药。

第六节 督 痹

医案 1

冯某，男，24 岁。

就诊时间：2005 年 2 月 28 日。

主诉：腰骶、膝关节疼痛 2 个月。

现病史：患者于 2004 年 12 月打篮球时左腹股沟处扭伤，以疼痛为主。2005 年 1 月初出现左膝关节轻微瘀肿。刻下症：腰骶部疼痛，活动尚可，2 日前右侧关节开始疼痛、肿胀，无皮温升高、无丘疹及结节。舌红，苔白腻，脉滑数，右寸不及，左寸正常。

理化检查：HLA - B27（+）。

诊断：督痹（强直性脊柱炎）。

审因：寒邪入于督脉。

辨证：寒邪困阻，经络不通。

治法：祛邪通督。

取穴：复溜、阴市、后溪、阿是穴。

操作：局部阿是穴拔罐；余穴以毫针刺，得气为度。

疗效：治疗 1 个月，症状基本缓解。

按语：《灵枢·经脉》记载："肾足少阴之脉，起于小指之下……别入跟中，以上腨内，出腘内廉，上股内后廉，贯脊，属肾，络膀胱……"故取其经穴复溜以温肾通络，治疗该经经脉病。胃为水谷所归，五味皆入如市杂，故有"胃为之市"之说，集结之处为市，阴市为足阳明脉气所发，又主"腰脚如冷水，膝寒"，功在温经散寒。后溪为小肠经输穴，通督脉，《难经·六十六难》云"输主体重节痛"，故后溪为治疗督脉病证的常用穴。又《肘后歌》云"胁肋腿痛后溪妙"，故后溪更适合本例患者。"通则不痛，痛则不通"，凡是伴有疼痛症状的疾病，在其经脉中必有闭塞不通的地方，可以拔罐之法祛风散寒、通络止痛。

医案 2

徐某，男，25 岁。

就诊时间：2005 年 3 月 28 日。

主诉：腰背部及两髋关节疼痛伴活动受限 7 年。

现病史：7 年前出现渐进性腰背部疼痛伴两髋关节疼

痛，曾被诊断为强直性脊柱炎，经治疗无明显改善。刻下症：腰背及髋关节疼痛，腰部活动受限，不能前屈，胸椎活动度弱，颈椎活动度可。

理化检查：HLA－B27（＋）。

诊断：督痹（强直性脊柱炎）。

审因：寒邪入于督脉。

辨证：经络阻滞，气血不畅。

治法：散寒通督。

处方：

金毛狗脊 20g	穿山甲 15g	蜈蚣 2 条	土鳖虫 8g
续断 15g	茜草根 20g	独活 5g	秦艽 10g
煨肉豆蔻 5g	玉竹 15g	甘草 5g	

疗效：治疗 3 个月，症状基本缓解。

按语：强直性脊柱炎（AS）是一种慢性进行性疾病，主要侵犯骶髂关节、脊柱骨突、脊柱旁软组织及外周关节，并可伴发关节外表现，严重者可发生脊柱畸形和关节强直，病因尚未明确。从流行病学调查发现，基因和环境因素在本病的发病中发挥作用。相关研究已证实，AS 的发病和 HLA－B27 密切相关，并有明显家族发病倾向；强直性脊柱炎的病理性标志和早期表现之一为骶髂关节炎；以 X 线片及 HLA－B27 检测结果可得出诊断；西药无根治性方法。

《金匮要略·中风历节病脉证并治》云："寸口脉沉而弱，沉即主骨，弱即主筋，沉即为肾，弱即为肝。汗出入水中，如水伤心，历节黄汗出，故曰历节。"结合临床观察，强直性脊柱炎的患者多有运动后汗出沐浴的经历。中医学认为，运动后血气虚弱，此时沐浴易为风寒所侵，导致气血凝涩，不得疏通，关节诸筋，无以滋养，真邪相搏，所历之节悉皆疼痛。方中金毛狗脊温散风寒湿邪，补肝肾、强腰膝、坚筋骨，能补能行，对风寒湿邪之腰痛脊强，不能俯仰者最为适宜；穿山甲（现用替代品，下同）性善走窜，内达脏腑，外通经络，活血祛瘀力强，能通利经络，透达关节；蜈蚣亦是性走窜，善搜风通络，通达内外，其形更似脊柱，通络止痛；土鳖虫破血逐瘀，活血消肿；续断甘温助阳，辛以散瘀，补益肝肾，强筋壮骨，通利血脉；茜草根通经络，行瘀滞；独活辛散苦燥，气香温通，祛风湿，止痹痛；秦艽辛散苦泄，质润不燥，风湿痹痛，筋脉拘挛，骨节酸痛，不问寒热新旧均可配伍应用；肉豆蔻辛香温燥，补中理脾，行气止痛；玉竹养阴润燥；甘草补脾益气，缓急止痛，调和药性。

第七节　练功出偏

医案 1

钱某，男，25 岁。

就诊时间：2008 年 9 月 3 日。

主诉：右侧肢体不适 2 年余。

现病史：患者于 2002 年因抑郁症采取练功治疗，2006 年因练功后出现右侧肢体不适。刻下症：右侧肢体不适，情绪不稳定，心烦易怒，神疲乏力，渴喜凉饮，胸闷，自觉吸气困难，形体偏瘦。

理化检查：头颅 CT（−）。

诊断：练功出偏（神经症）。

审因：练功出偏。

辨证：气机失调。

治法：调畅气机。

取穴：关元、气海、丘墟、蠡沟、通里、内关、太渊。

操作：毫针刺，以得气为度。

疗效：治疗 2 周，病痊愈。

医案 2

张某，男，60 岁。

就诊时间：2009 年 1 月 15 日。

主诉：练功出偏后呼吸困难 20 年。

现病史：患者于 1989 年练功后出现呼吸困难，查肺 CT、肺功能均未见明显器质性病变，几经就诊未见改善。刻下症：呼吸困难，胸闷，常太息，余无明显不适。

理化检查：经颅多普勒超声示未见明显异常。血常规：白细胞计数 9.21×10^9/L，中性粒细胞百分比 64.9%，淋巴细胞百分比 27.7%，红细胞计数 4.40×10^{12}/L，血红蛋白

14.1g/L。

诊断：练功出偏（神经症）。

审因：练功出偏。

辨证：气机逆乱。

治法：调理气机。

取穴：气海、关元、涌泉、神庭、百会、曲差（双）、神门、内关、蠡沟、三阴交、照海、支沟、通里、太渊、太溪、然谷、丘墟。

操作：火针刺气海、关元、涌泉；余穴以毫针刺，留针30分钟。

疗效：治疗3个月，病痊愈。

按语：由于练功者自身的禀赋不足，加之缺乏名师指导，所以易出现练功出偏，甚至走火入魔的现象。练功出偏主要包括练武术和练气功导致出偏两种情况，主要病机是气机逆乱。其临床见症较多，主要以气窜、气胀感为主，多有头晕、胸闷疼痛、失眠、惊悸等症，甚至有莫可名状、精神空虚、欲神似仙等走火入魔症状。本病的治疗，应以调理气机、安神定志为主。关元者，关乎元气，为人身元阴元阳关藏之处，亦是元气交会之处，可引气归原；气海为先天元气汇聚之处，功善调理气机；肾经上贯肝膈，络心，心主神明，涌泉为肾经井穴，可协调阴阳、开窍安神，又可滋水涵木、潜阳息风，且位于足底，可引上逆之气血下行；足少阴经出络于心，上贯肝膈，取照海通于阴跷脉，滋肾阴、宁神志；太溪为肾之原穴，滋阴壮阳，交通心肾；然谷为肾经荥穴，滋阴清热；神庭为神之庭院，脑为元神之府，穴当发际正中，脑海之前庭，乃元神所居之庭堂，归属督脉，为督脉与足太阳、阳明经之会，故神庭是治疗神志病之常用穴，有安神醒脑、降逆平喘之效；百会位于颠顶，亦是开窍醒神的要穴；《针灸甲乙经》云"喘息不利，烦满汗不出，曲差主之"，曲差为膀胱经腧穴；《采艾编》云"神门，神明之官，此其门路也"，神门为心之原穴，功善安神定志；心包经起于胸中，出属心包络，心藏神，内关为心包经络穴，通于三焦经，功善宁心安神、宽胸理气，《针灸大成》云其"主手中风热，失志"，是治疗神志病的要穴；丘墟、蠡沟合用，是疏肝理气的常用对穴；三阴交交通肝、脾、肾三脏，脾经又属脾络胃，上注于心，故三阴交功可健脾胃，益肝肾；支沟为三焦经经穴，功善调畅气机，疏利三焦；通里之名意指本穴之络脉通达本经，有如返还乡里之象，借以引心神归位；太渊为肺经原穴，肺朝百脉，脉会太渊，且肺主宣发肃降，取之调肺气，通血脉。

　　本病的治疗，应以调理气机、安神定志为主，主要从以下几个方面考虑：①以中焦脾胃为主，因中焦为气机升降之枢纽。②通调任督小周天。③注意肝之疏泄开发。④肺主气，主肃降。⑤肾主纳气，固藏精气。⑥心主神，主血脉，为五脏六腑之大主，若神明已乱，当调养心神为主。临床实际当中，视具体情况而酌情应用。

第八章　内科杂病

第一节　中　暑

医案

张某，男，51岁。

就诊时间：2010年7月13日。

主诉：头痛4天。

现病史：患者于4天前左侧牙痛，下颌部头痛，体温38.5℃，于垂杨柳医院就诊，诊断为上呼吸道感染，查头CT（−），服药后无明显改善。刻下症：后枕部疼痛剧烈，呈跳痛。舌红，苔黄腻。经询问，有长时间处于高温下的经历。

理化检查：血常规：白细胞计数$9.0 \times 10^9/L$，中性粒细胞百分比73.2%，淋巴细胞百分比19.4%。颈椎X线片：颈椎病。经颅多普勒超声：椎−基底动脉硬化，供血不足。

诊断：中暑（上呼吸道感染？）。

审因：中暑。

辨证：暑热上扰。

治法：清热解暑。

取穴：大椎、委中、外关、太溪、曲池、合谷、风池、昆仑、阳辅。

操作：毫针刺，以得气为度。

2010 年 7 月 14 日二诊：上午无疼痛发作，仅留午后疼痛。

取穴：大椎、风池、肾俞、外关、太溪、复溜、养老、曲池、委中、阳辅。

疗效：治疗 2 次，头痛痊愈。

按语：大椎是督脉、手足三阳经的交会穴，督脉总督诸阳，大椎为诸阳之会，阳主表，外邪入侵，多犯阳经，故取大椎通阳解表、退热祛邪；委中为膀胱经合穴，醒神泻热，是治疗中暑的常用穴；外关是手少阳三焦经穴，又是八脉交会穴之一，通于阳维脉，阳维脉的功能是"维络诸阳"而主表，故外关有解表祛热的作用；太溪为肾经原穴，滋阴清热；手阳明大肠经与手太阴肺经相表里，肺主表，主外感邪气在表诸症疾，曲池为合穴，合谷为原穴，取之解表清热、通络祛邪；足少阳胆经起于目锐眦，上抵头角，下耳后，风池为胆经、阳维脉交会穴，胆经、肝经相表里，故风池具有祛风通络、清利头目的作用；作为胆经经穴的阳辅，清利肝胆，通络止痛；昆仑为膀胱经经穴，祛风寒，清头目。中暑多可取曲泽、中冲、内关、足三里、委中，该病例以后枕部疼痛明显，以委中为主，选取太阳经、少阳经治疗。

第二节 暑 厥

医案

刘某，女，36 岁。

就诊时间：1995 年 10 月。

主诉：胸闷、神志欠清、头发蒙 1 年余。

现病史：患者于 1994 年 7 月游泳 4 次后，出现全身酸痛、神疲乏力、胸闷，后渐出现头发蒙、胸闷、神志欠清，经多方治疗，症情未见好转，反日见加重，1 年来无法上班，曾有昏倒病史。刻下症：胸闷，神志欠清，心中时犯嘀咕，纳差，腹痛，大便溏，小便尚可，眠一般。舌质淡红，苔白厚腻，脉浮濡数，沉取涩。经询问，有长时间处于闷热环境的经历。

既往史：风湿病 1 年，其他无特殊。

诊断：暑厥（风湿病）。

审因：外感后复又伤暑。

辨证：风湿夹暑，暑湿扰心，神志异常。

治法：清暑解表，祛风除湿，活血醒神。

处方：

藿香 10g	白芷 6g	续断 15g	防风 10g
砂仁 6g	鸡血藤 15g	桑寄生 10g	秦艽 10g
茯苓 10g	甘草 5g	佩兰 10g	当归 10g
佛手 10g	合欢皮 10g	川芎 6g	白豆蔻 5g
玉竹 10g	白扁豆 10g		

1996 年 1 月 31 日二诊：药后患者神志欠清消失，已能坚持上班，头不发蒙，脉不浮。后再服时即觉不适。估计暑湿已解，故不能用清热解暑药。现全身仍酸痛，伴胸闷，脐周包块，腹痛，月经量少，色黑，有瘀块。脉涩。余无特殊。

处方：

白术 10g	当归 10g	广木香 10g	砂仁 10g
川芎 10g	苍术 10g	白芷 10g	甘草 6g
防风 10g	汉防己 15g	鸡血藤 15g	神曲 15g
桑寄生 15g	小茴香 5g		

1996 年 2 月 7 日三诊：药后觉疼痛向下肢转移，脐周仍有包块。调整治疗方案，兼以治疗下肢风湿。

处方：

炒艾叶 10g	鸡血藤 30g	当归 10g	汉防己 10g
防风 10g	广木香 8g	砂仁 10g	小茴香 5g
桔梗 6g	白芷 6g	川芎 6g	桑寄生 15g
五加皮 10g	苍术 10g	续断 15g	

1996 年 3 月 6 日四诊：服上方 15 剂后，下肢疼痛移至

趾端。今起转主治上肢风湿。

处方：

五加皮 10g　　桑寄生 15g　　当归 10g　　鸡血藤 15g

防风 10g　　　苍术 10g　　　砂仁 6g　　　木防己 10g

海风藤 15g　　羌活 8g

取穴：原穴、荥穴、井穴、风市、血海。

操作：毫针刺，留针 30 分钟。

1996 年 3 月 18 日五诊：药后胸闷痛减轻，肩背痛及上肢关节等肿痛大为好转，下肢症情未作，脐周如前。

处方：

桑寄生 15g　　羌活 5g　　　鸡血藤 15g　　当归 10g

海风藤 15g　　片姜黄 10g　　砂仁 8g　　　苍术 10g

防风 10g　　　五加皮 10g　　甘草 6g　　　细辛 1.5g

木防己 10g　　黄芪 15g

1996 年 3 月 28 日六诊：药后上半身症状大为好转，疼痛移至指尖。

今稍兼顾中州，月经畅行，性情显为好转。

处方：

桑寄生 15g　　鸡血藤 15g　　当归 10g　　海风藤 15g

片姜黄 6g　　　砂仁 6g　　　苍术 10g　　半夏 6g

木防己 10g　　黄芪 15g　　　党参 10g　　甘草 6g

神曲 15g　　　干姜 5g

1996 年 4 月 2 日七诊：脐周已觉气窜，应属寒结，阳气七日来复，犯生冷则重。

处方：

桑寄生 15g   鸡血藤 15g   当归 10g   海风藤 15g

片姜黄 6g   半夏 8g   干姜 6g   炮姜 6g

神曲 15g   炒白术 10g   广木香 5g   砂仁 6g

延胡索 10g   甘草 5g

1996 年 4 月 12 日八诊：近日受寒，伤食，致胃冷身痛，月经淋漓不净。

处方：

桑寄生 15g   鸡血藤 15g   当归 10g   海风藤 15g

片姜黄 6g   续断 15g   五加皮 10g   炮姜 6g

神曲 15g   木防己 10g   羌活 5g   砂仁 6g

细辛 2g   甘草 5g

1996 年 4 月 22 日九诊：右脉涩。

处方：

桑寄生 15g   鸡血藤 15g   当归 10g   海风藤 15g

续断 15g   五加皮 10g   汉防己 10g   藿香 10g

甘草 6g   细辛 2g   神曲 15g   炮姜 6g

疗效：调治半年，诸症告愈。

按语：本例为风湿夹暑，以清暑益气汤联合独活寄生汤治疗，祛风湿而不伤阴，清暑益气而不恋邪，扶正祛邪、顾护正气为主。

第三节　口舌干燥

医案 1

王某，女，66 岁。

就诊时间：2012 年 11 月 21 日。

主诉：口舌干燥 3 年余。

现病史：患者于 3 年前出现口舌干燥，吃饭需饮水方能下咽，经多方治疗无效。刻下症：口干欲饮，伸舌困难，无水难以下咽，双目干涩，纳少，眠差，平素怕冷，易着急，余无明显不适。舌红，干燥乏津，无苔。

理化检查：血常规：未见异常。尿常规：pH 值 5.0，红细胞（＋）。

诊断：口干（干燥综合征？）。

审因：水乏津亏。

辨证：胃阴亏虚。

治法：养阴生津。

处方：

玉竹 30g　　葛根 15g　　生麦芽 30g　　银柴胡 10g

白蒺藜 10g　佛手 15g　　党参 10g　　　防风 3g

生甘草 6g

取穴：中脘、天枢、照海、内关、通里。

操作：火针刺中脘、天枢；余穴毫针刺，平补平泻，留针 30 分钟。

2012 年 11 月 25 日二诊：口干较前改善。

处方：

玉竹 30g	葛根 15g	生麦芽 30g	天冬 15g
白蒺藜 10g	佛手 15g	党参 10g	防风 3g
生甘草 6g			

2012 年 11 月 30 日三诊：口干较前明显改善，伸舌较前灵活。

疗效：调治 3 个月，临床告愈。

按语：干燥综合征是一个主要累及外分泌腺体的慢性炎症性自身免疫病。由于其免疫性炎症反应主要表现在外分泌腺体的上皮细胞，故又名自身免疫性外分泌腺体上皮细胞炎。临床上除有唾液腺和泪腺受损、功能下降而出现口干、眼干外，尚有其他外分泌腺及腺体外其他器官的受累而出现多系统损害的症状，血清中则有多种自身抗体，出现高免疫球蛋白血症。

干燥综合征的临床表现：

（1）口腔症状：①持续 3 个月以上每日感到口干，需频频饮水、半夜起床饮水等。②成人期后有腮腺反复或持续性肿大。③吞咽干性食物有困难，必须用水辅助。④有猖獗性龋齿，舌干裂，口腔往往继发有真菌感染。

（2）眼部症状：①持续 3 个月以上的每日不能忍受的眼干。②感到反复的"砂子"吹进眼内的感觉或磨砂感。

③每日需用人工泪液 3 次或以上。④其他有阴道干涩、皮肤干涩、临床或亚临床型肾小管酸中毒或上述其他系统症状。

干燥综合征的辅助检查：

（1）眼部：①滤纸试验（+），即≤5mm/5min（正常人为＞5mm/5min）。②角膜染色（+），双眼各自的染点＞10个。③泪膜破碎时间（+），即≤10 秒（正常人＞10 秒）。

（2）口腔：①唾液流率（+），即 15 分钟内收集到的自然流出的唾液≤1.5mL（正常人＞1.5mL）。②腮腺造影（+），即可见末端腺体造影剂外溢呈点状、球状的阴影。③唾液腺核素检查（+），即唾腺吸收、浓聚、排出核素功能差。④唇腺活检（+），即在 $4mm^2$ 组织内有 50 个淋巴细胞聚集则称一个灶，凡示有淋巴细胞灶≥1 个者为阳性。

（3）尿常规检查：多次 pH＞6 则有必要进一步检查肾小管酸中毒的相关指标。

（4）血常规检查：可以发现血小板计数低下，或偶有溶血性贫血。

（5）血清免疫学检查：①抗 SSA 抗体（+）。②抗 SSB 抗体（+）。③高球蛋白血症。

（6）其他：肺影像学、肝肾功能测定等。

目前本病现代医学尚无根治的方法，以对症治疗为主。

患者感到口渴欲饮水，是津液损伤的临床表现。《本草便读》云："萎蕤，质润之品，培养肺、脾之阴，是其所长。"《神农本草经疏》云："萎蕤……详味诸家所主，则知其性本醇良，气味和缓……故可长资其利，用而不穷。正如斯药之能补益五脏，滋养气血，根本既治，余疾自除。"故方中以玉竹滋阴润肺，养胃生津。葛根甘凉，于清热之中又能鼓舞胃气上升，而有生津止渴之功。《本草求原》云"凡麦、谷、大豆浸之发芽，皆得生升之气，达肝以制化脾土"，故生麦芽有疏肝健脾之功。银柴胡甘寒益阴，清热凉血，退热而不苦泄，理阴而不升腾。目病为风木之邪，风盛则目病，风去则目明，白蒺藜味辛，入肝经，疏散肝经风热而明目。佛手辛行苦泄，气味清香，能醒脾和胃。党参甘平，补脾养胃，健运中气，鼓舞清阳。防风性善上行，又可散邪发郁。甘草调和诸药。

中脘是胃之募穴，是胃之精气结聚的部位，又是手太阳、手少阳、足阳明、任脉之会穴，该穴又正当胃部，有调理胃气的作用；且脾胃为后天之本，气血生化之源，取之健脾和胃，养阴生津。天枢属胃络脾，胃为六腑之长，《灵枢·本输》言"大小肠，皆属于胃"，大肠主津，小肠主液，故以天枢和胃通降，调津液，通腑气。《孔穴命名的浅说》云："照海，照为光明所及，其穴治眼疾，海为百川之所会，言治目疾之广似海。"照海为肾经腧穴，滋肾阴，清虚热，可治疗头面五官疾病。内关为手厥阴之络穴，与手少阳之脉相沟通，疏通厥阴，理气和胃。手少阴之脉，从心系却上肺，手少阴经别，属于心，上走喉咙，故取手少阴经穴通里可宣肺气，清虚热。

医案 2

陈某，男，81 岁。

就诊时间：2019 年 11 月 27 日。

主诉：口干半年。

现病史：患者于半年前无明显诱因出现口干、口唇干裂，午后有饥饿感，起初未予重视，后逐渐加重。患者因类风湿关节炎复诊，11 月 15 日曾于北京医院风湿免疫科就诊，考虑口干可能与既往服用激素有关，未予明确诊断及治疗。11 月 26 日于北京医院内科就诊，考虑患者类风湿病史 20 年，否认糖尿病、结核病，抗 SSA 抗体、抗 SSB 抗体（－），未就口干进行诊断及治疗，建议继续风湿免疫科就诊。现患者放弃西医治疗，为求中医治疗于我科就诊。刻下症：口干舌涩，唇周干裂，甚则有少量出血，晨起需用水擦拭口周后才敢开口，进食干性食物需饮水，无明显眼干，午后有饥饿感，进食不缓解，需俯卧位半小时左右后缓解。无关节红肿，双手指无明显畸形，轻度晨僵。形体瘦弱，纳少，眠欠安，二便调。舌红少津有裂纹，无苔，脉弦细。

既往史：类风湿关节炎病史 20 年，未规律服药，曾服用激素类药物，近 10 年偶有关节疼痛，几乎不再服用相关药物；冠心病支架术后 4 年；肺鳞癌病史 3 年，未治疗（患者不知情，每年复查病情稳定）。

理化检查（11 月 15 日北京医院）：红细胞沉降率 74mm/h。血常规：白细胞计数 2.95×10^9/L，单核细胞百分比 17.6%。风湿免疫相关检查：抗 SSA 抗体（－），抗 SSB 抗体（－），

IgA 764mg/dL，IgG 1940mg/dL，RF 2620U/mL，ANA（－），AKA（－），抗 CCP 抗体（＋）。

诊断：口干、尪痹（干燥综合征？类风湿关节炎）。

审因：药物损害。

辨证：胃阴亏虚。

治法：滋阴润燥，益气扶正。

处方：

当归 10g	川芎 10g	熟地黄 15g	白芍 20g
玉竹 30g	陈皮 6g	黄芩 6g	生甘草 3g

取穴：中脘、足三里、照海、三阴交、太溪、太白。

操作：毫针刺，以得气为度，平补平泻，留针 30 分钟。

疗效：3 天后口干明显改善，5 天后口干及饥饿感基本消失。为巩固疗效，继服 5 剂，随访半年未见口干及饥饿感。

按语：患者口干伴饥饿感，症状明显，却不完全符合干燥综合征的诊断标准，目前现代医学尚无针对性的治疗方案。患者曾于 2015 年因"发作性意识不清 6 月余"于北京协和医院、宣武医院、天坛医院等医院就诊，均未明确病因，几经住院治疗无明显改善，后于我科就诊，针灸治疗 9 次后发作性意识丧失、头晕等症状消失，至此次就诊诉诸症未再发作。患者此次口干舌涩，唇周干裂，影响正常饮食、生活，在北京医院就诊无果，再次来到我科求治。该病例虽缺乏西医诊断，但符合中医的病因病机，依然可以进行相应治疗。

年过四十，阴气自半，患者年逾八旬，胃阴不足，阴津不能上承，故而口干；虚热扰动，消食较快，则有饥饿感，而胃阴失滋，纳化迟滞，则饥不欲食；其舌苔更是典型的阴津亏虚的征象。加之患者年老体弱，故针药并举。其选穴以益气养阴为主。中脘是胃之募穴，是胃的精气结聚的部位，脾与胃相表里，脾胃为后天之本，气血生化之源，取中脘益气养血。足三里是胃的下合穴，合主内腑，专司胃腑病症；该穴又是五输穴之合穴，乃土中之土，与脾胃相应，故足三里是治疗脾胃病证的主穴，功善健脾和胃、扶正培元。照海之名，因肾经脉气归聚于该穴而生发阴跷之脉故而得，阴阳跷脉主目之开阖，故取照海滋肾阴、安神志，在治疗口干的同时改善睡眠。三阴交为肝、脾、肾交汇之所，功可健脾胃、益肝肾；太溪为肾经原穴，是肾经原气输注之所，滋肾阴，壮元阳；太白为脾之原穴，有健脾益气之效。三者相配，益气扶正，培元固本。津血同源，养津液的同时重视养血，故方以四物汤为基础，补益阴血；然病位在胃，玉竹滋阴润燥，养胃生津；考虑患者既往常年服用激素类药物治疗类风湿关节炎，燥热之性灼伤阴津，故予陈皮、黄芩理气清热，解其毒性；再以甘草补益中气，又可调和诸药。

第四节 面 风

医案

王某，女，60 岁。

就诊时间：1990 年。

主诉：右面部肌肉瞤动 5 年。

现病史：患者于 5 年前出现右面部肌肉瞤动，逐渐加重，经多方治疗未见明显改善，遂于我科就诊。刻下症：右面部肌肉时常瞤动，影响患者的日常生活，纳少，眠欠安，夜间易醒。舌暗红，少苔，脉弦细。

诊断：面风（面肌痉挛）。

审因：肝郁化火。

辨证：阴血亏虚。

治法：疏肝解郁，滋阴息风。

处方：

白芍 15g	黄精 20g	枸杞子 20g	杭菊花 10g
川芎 6g	当归 8g	郁金 15g	制乳香 6g
制没药 6g	白术 15g	白芷 3g	甘草 5g
女贞子 15g	阿胶 18g		

疗效：治疗 1 个月，病愈。

按语：白芍、当归、甘草酸甘化阴，养血柔肝，缓急舒筋；黄精健脾益气，白术甘温，入脾胃经，二药具有良好的补气健脾作用，以防木旺乘土；枸杞子滋补肝肾；菊花清肝热；川芎辛香升散，能上行头目，祛风通络；"诸风掉眩，皆属于肝"，郁金疏肝解郁，复其条达；乳香辛散走窜，既入血分又入气分，内能宣通脏腑气血，外能透达经络，与没药相须为用；白芷入阳明经，阳明经行于面部，故白芷在疏散风邪的同时引诸药达病所；女贞子甘而能补，性凉而不温燥，滋补肝肾，益阴培本，取其滋水涵木之意；阿胶为血肉有情之品，可以滋阴养血以息风，《本草纲目》记载阿胶"和血滋阴，除风润燥"，疗"男女一切风病"；甘草调和诸药。全方重在治本，滋阴息风。

第五节 无 汗

医案

刘某，女，45 岁。

就诊时间：2010 年 7 月 26 日。

主诉：左侧面部无汗 20 天。

现病史：患者于 2010 年 7 月 5 日晚上散步后自觉左眼周麻木，自服强力天麻杜仲胶囊后麻木明显改善，其后右面部多汗，左面部无汗。舌暗红，苔薄黄。

理化检查：头部 CT（－）。血常规：白细胞计数 8.92×10^9/L，中性粒细胞百分比 67.5％，淋巴细胞百分比 25.7％，单核细胞百分比 5.2％，嗜酸性粒细胞百分比 1.2%。

既往史：腰椎间盘突出。

诊断：无汗（待查）。

审因：经脉闭阻。

辨证：燥热瘀结。

治法：行气活血，清热通络。

取穴：合谷、曲池、听宫、足三里、解溪、中脘、外关。

操作：毫针刺，以得气为度。

疗效：2 天后患者左侧额头少量汗出，10 天后痊愈。

按语：《素问·阴阳别论》曰："阳加于阴谓之汗。"汗是阳气蒸化津液，从腠理达于体表而成。汗的有无、多少，是体内阴阳平衡或失调的表现之一。正常人在体力活动、进食辛辣、气候炎热、衣被过厚、情绪激动等情况下汗出，属生理现象。若当汗出而无汗，不当汗出而汗多，或仅见身体的某一局部汗出，则属病理现象。

该患者系病理性无汗，阳明经多气多血，"合主逆气而泄""合治内腑"，合穴所居处气血旺盛，具有较强的祛瘀通络和行气活血作用，故取手足阳明之合穴曲池、足三里；经穴解溪温通经络、疏风散寒；合谷为原穴，《针经摘英集》云："伤寒在表；发热恶寒，头项痛，腰脊强，无汗，尺寸脉俱浮；此穴能表发汗大妙。"中脘为胃之募、腑之会，可用治一切腑病，功可疏利中焦气机、补中益气。外关通于阳维脉，《难经·二十九难》云："阳维维于阳，阴维维于阴，阴阳不能自相维，则怅然失志，溶溶不能自收持。阳维为病苦寒热。"因阳维分布于头肩各部，故主寒热等表证，在此以外关调和营卫，沟通阴阳。"太阳主开"，凡外邪侵袭，多从太阳经始，调理太阳经可祛表邪，散风寒，通经络，而听宫更是治疗上半身疾病的特效穴。

第六节　剥脱苔

医案

胡某，女，47 岁。

就诊时间：2010 年 7 月 16 日。

主诉：舌苔剥落 4 年。

现病史：患者于 4 年前出现舌苔剥落，时有疼痛，平素喜食桂圆，无口干，生气后脘腹胀满，偶有背痛，纳眠可。

诊断：剥脱苔（待查）。

审因：桂圆所伤。

辨证：脾胃失调。

治法：健脾养胃。

取穴：廉泉、中脘、天枢、内关、劳宫、足三里、三阴交、照海、曲池、太渊、解溪。

操作：毫针刺，以得气为度。

2010 年 7 月 20 日二诊：剥脱苔明显好转。

取穴：廉泉、中脘、内关、劳宫、三阴交、通里、太渊、曲池、解溪、足三里。

疗效：治疗 2 周，病痊愈。

按语：对于正常舌象特征的形成机制，《舌鉴总论》认为："舌乃心苗，心属火，其色赤，心居肺内，肺属金，其色白，故当舌地淡红，舌苔微白，而红必红润内充，白必苔微不厚，或略厚有花。然皆干湿得中，不滑不燥，斯为无病之舌，乃火藏金内之象。"章虚谷认为："舌苔由胃中生气所现，而胃气由心脾发生。故无病之人常有薄苔，是胃中之生气，如地上之微草也。"另外，由于肝主筋，主动摇，肝充筋柔则舌体伸缩辗转灵动自如；肾属水，主五液，肾元充足则金津玉液上潮于舌窍面舌体滋润；脾主肌肉，脾旺则肌肉丰厚而舌体饱满。总之，正常舌象是五脏充实、气血安和的产物。

舌苔全部或部分脱落，脱落处可见舌底光滑无苔，称为剥苔。总体来说，剥脱苔的出现还是与胃阴相关。桂圆性温味甘，可温中健脾，过食则积热，灼伤胃阴。所取之穴中，廉泉滋阴生津，足三里、曲池等穴清热泻火。

第七节　过食所伤

医案 1

钟某，男，10 岁。

就诊时间：1994 年 2 月。

主诉：抽搐伴神昏 2 年。

现病史：患者于 2 年前出现抽搐伴神昏，类似癫痫发作，曾有外院诊断为癫痫，抗癫痫治疗无效。刻下症：发作时目睛上视尤为明显，无喉中痰鸣，纳眠可，二便调。舌红，少苔。平素喜食生姜。

诊断：痫证（癫痫）。

审因：过食生姜。

辨证：风痰阻络。

治法：化痰醒神，息风通络。

处方：

生牡蛎 15g	枸杞子 10g	杭菊花 10g	郁金 5g
泽泻 5g	黄精 15g	天冬 10g	鳖甲 10g
地龙 12g	生麦芽 15g	炒酸枣仁 10g	夏枯草 6g
茵陈 5g	甘草 3g	绿豆 15g	绿萼梅 6g

疗效：治疗 1 个月病愈。

按语：本例患者并无癫痫发作的典型症状，细究其发病原因，患者诉既往在外放牛时常食生姜，症状以抽搐、目睛上视为主要症状，且目为肝之窍，故考虑因姜伤肝所致。《素问·生气通天论》云："阳气者，精则养神，柔则养筋……味过于辛，筋脉沮弛，精神乃央。"姜乃辛热之品，辛味发散，使阳气外泄，外则无以养筋，内则无以养神，属金旺木伤。方中牡蛎咸寒质重，入肝经，平肝潜阳，益阴安神；枸杞子滋肝肾之阴，为平补肾精肝血之品；菊花性寒入肝，清肝热，平肝阳；郁金辛散苦泄，解郁开窍；泽泻甘寒，利水泄热，下焦之热尤为适合；黄精补益肾精，健脾益阴；天冬滋肾阴，降虚火，滋水涵木；鳖甲滋阴清热，潜阳息风；地龙性寒，既能息风止痉，又善清热定惊；生麦芽健脾疏肝；炒酸枣仁甘酸质润，入心肝经，养血补肝，宁心安神；夏枯草苦寒，主入肝经，泄肝火尤甚；茵陈苦泄下降，性寒清热，可清利肝胆之热，使从小便而解；绿豆甘寒，善解热毒；绿萼梅芳香行气，疏肝解郁；甘草调和诸药。

医案 2

有一老妇，双脚发紫黑 3 年余，诸治均无效，求治于余。观其状，双踝关节上下皮肤均发紫黑，极似猪蹄状。询之，果平时喜食猪蹄，即处方如下：

泽兰 10g	泽泻 10g	车前子 10g	萆薢 10g
薏苡仁 15g	忍冬藤 15g	牡丹皮 10g	穿山甲 10g
土鳖虫 5g	紫花地丁 15g	滑石 15g	熟大黄 10g
甘草 5g			

症情渐减，月余如失，并嘱以后戒之。

按语：该患者系过食猪蹄所致，烹饪时多用花椒、肉桂、八角等辛热芳香之品，导致湿热下注。方中泽兰辛散苦泄温通，行而不峻，《日华子本草》云其"通九窍，利关脉，养血气，破宿血，消癥瘕"；泽泻淡渗，利水泄浊；车前子甘寒而利，通利水道而分清浊；草薢利湿而分清化浊；薏苡仁淡渗甘补，利水而健脾；忍冬藤功善通络；牡丹皮辛行苦泄，活血祛瘀；穿山甲善于走窜，性专行散，活血祛瘀，通利经络；土鳖虫入肝经血分，破血逐瘀；紫花地丁清热解毒；滑石性滑利窍；大黄活血，逐瘀，通络，炮制后减其泻下之力；甘草调和诸药。

第八节　时辰病

医案 1

刘某，女，39 岁。

就诊时间：1989 年 12 月 7 日。

主诉：胸痛 1 周。

现病史：患者于 1 周前出现肝俞至期门绕胸疼痛，尤以早晨寅时最为明显，伴有头晕，心悸，脾气急躁，纳差，劳累时症状明显。脉左关弦旺，左尺不足，左寸动入鱼际，右寸散。

诊断：胸痹（胸痛待查）。

审因：肝郁化火。

辨证：木旺金囚。

治法：佐金平木。

处方：

| 白芍 20g | 甘草 6g | 郁金 15g | 怀牛膝 6g |

杭菊花 10g　　女贞子 10g　　黄精 15g　　　泽泻 10g

阿胶 12g　　　牡丹皮 10g　　麦冬 10g　　　生麦芽 15g

疗效：2 剂而病愈。

按语：肝主疏泄，性喜条达舒畅而恶抑郁，其用阳；又为藏血之脏，其体阴。此即所谓"肝体阴而用阳"。足厥阴肝经"布胁肋，循喉咙之后，上入颃颡，连目系，上出额，与督脉会于巅"。胁痛的基本病机为肝络失和，以疏肝和络止痛为基本治则。

白芍功能敛阴养血，《本草备要》言其"补血"，"敛肝阴"，以养肝体，助肝用，肝体阴而用阳，肝体得养，则肝用易复；黄精味甘性平，既补脾阴，又益脾气；甘草辅助黄精健脾益气，不但扶土以抑木，且使营血生化有源，兼以调和诸药；郁金味辛能散能行，既能活血散瘀，又能行气解郁以止痛，《本草汇言》云"其性轻扬，能散郁滞，顺逆气……心肺肝胃气血火痰郁遏不行者最验"；怀牛膝入血分，性善下行，能活血祛瘀而通经，更具补肝肾之功；菊花入肝经，功可清热平肝；女贞子滋补肝肾，益阴培本；泽泻甘淡性寒，泄肾经虚火；阿胶味甘质润，入肾滋阴；牡丹皮辛行而散，入血分，而活血行瘀、通经消癥；麦冬甘寒质润，入心肺经，善清热养阴；生麦芽健脾疏肝。

医案 2

卓某，女，41 岁。

就诊时间：1990 年 6 月 21 日。

主诉：午至酉时心前区疼痛 1 年。

现病史：患者于 1 年前出现午至酉时心前区疼痛不舒，伴头昏失眠，神疲乏力。寸细散关大，脉数。拟为暑温（湿）入少阴经所致。

诊断：胸痹心痛（胸痛待查）。

审因：暑热所伤。

辨证：暑热伤心。

治法：清暑益气。

处方：

知母 10g　　麦冬 15g　　莲子肉 15g　　竹叶 8g

生地黄 15g　　滑石 15g　　薏苡仁 15g　　甘草 6g

黄连 3g

疗效：4 剂病愈。

按语：暑为夏季主气，是夏季火热之气所化。暑性炎热，伤人多出现阳热亢盛，故而失眠；暑邪上升，侵犯头目，而头昏；暑邪发散，可使腠理开泄而多汗；汗出过多，不仅伤津，而且耗气，故神疲气短。

知母苦寒甘润，清热泻火，滋阴润燥；麦冬甘寒，养阴生津，兼能清心除烦；《神农本草经》云莲子肉"养心，益气力"，《本草备要》云其"清心除烦"，该药入心、肾二经，能补心血，安心神，益肾气，交心肾，是治疗虚烦失眠的良药；竹叶甘淡，清热除烦；生地黄甘寒质润，清热养阴，生津止渴；黄连苦寒，功专清热泻火，以助清热祛暑之力；薏苡仁利湿清热；滑石味甘淡性寒，质重而滑，甘以和胃气，寒以散积热，淡能渗水湿，质重下降，滑能利窍，以通水道，《本草通玄》云其"利窍除热，清三焦，凉六腑，化暑气"，《神农本草经疏》云"是为祛暑散热，利水除湿，消积滞，利下窍之要药"，故以滑石清三焦、解暑热；甘草，甘缓性平，李杲称其"生用则气平，补脾胃不足，而大泻心火"，既可清热泻火和中，亦可缓滑石之寒滑、重坠太过，为佐使药。诸药相合，使暑热得清，气津得复，心脉得平。

第九节　穴位病

医案1

谢某，女，25岁。

就诊时间：1989年7月。

主诉：脐下、带脉连腰一周酸痛3年。

现病史：患者于3年前打排球跳起时，被人从背后推伤，出现脐下、带脉连腰一周酸痛，几经治疗无明显改善。

刻下症：脐下、带脉连腰一周酸痛，连及胆、胃、心经酸痛不舒，轻度活动受限，痛经，纳眠可，二便调。

诊断：冲、带脉伤。

审因：劳伤。

辨证：气滞血瘀。

治法：行气活血，通络止痛。

处方：

续断 10g	柴胡 3g	郁金 10g	五加皮 6g
苏木 6g	香附 6g	当归 8g	法半夏 3g
赤芍 8g	怀牛膝 5g	制乳香 8g	制没药 8g
川芎 8g	细辛 2g		

疗效：2周病愈。

按语：血贵流通，最恶瘀滞。若血行不利，瘀滞不通，即呈瘀血阻滞。血随气行，气滞则血凝。血瘀则气滞，互为因果，遂成血瘀气滞之证。人身之血络无处不有，所以瘀血一旦为患，证候也就随阻滞部位不同而异。

方中续断辛温破散之性，善能活血祛瘀，其甘温补益之功又能强筋健骨，疗伤止痛。柴胡苦辛微寒，归经肝胆，功擅条达肝气而疏郁结。郁金味辛能散能行，既能活血散瘀，又能行气解郁以止痛。五加皮辛能散风，温能祛寒。苏木味辛能散，咸入血分，故能活血散瘀，消肿止痛。当归甘补辛散，既能补血活血，又善止痛。香附苦辛而平，专入肝经，长于疏肝理气，并有良好的止痛作用。川芎味辛气雄，入肝胆经，能行气血，疏肝开郁，通络止痛。二药相合，共助柴胡以解肝经之郁滞，而增行气止痛之效。半夏辛开散结，燥湿和胃。赤芍苦降，有活血通经、散瘀消癥、行滞止痛之效。怀牛膝补益肝肾，又散血破瘀以疗伤。乳香与没药气味芳香，香能走窜而善行，故能活血散瘀、行气通络。其中乳香长于行气活血，没药专于散血通络，一偏于气，一偏于血，二药合用，相得益彰。张锡纯《医学衷中参西录》云："乳香气香窜，味淡，故善透窍以理气。没药气则淡薄，味则辛而微酸，故善化瘀以理血。其性皆微温，二药并用为宣通脏腑，流通经络之要药……乳香、没药不但流通经络之气血，诸凡脏腑中有气血凝滞，二药皆能流通之。"张秉成《成方便读》云："乳香行气，没药行瘀。二味皆芳香宣窍，通达营卫，为定痛之圣药。"细辛辛温走窜，芳香最烈，宣泄郁滞，上达颠顶，通利九窍，善治头面诸疾，为通窍止痛之要药。诸药相伍，益增其活血止痛作用，故对血瘀气滞之疼痛与积聚取效甚捷。

医案 2

王某，男，53 岁。

就诊时间：1990 年 11 月。

主诉：脐下（气海穴）疼痛 3 年。

现病史：患者于 3 年前出现脐下疼痛，几经诊治，未见明显器质性病变，屡治无缓解。刻下症：脐下（气海穴）疼痛，疠痛，气短乏力，腰酸，面色少华，畏寒肢冷，纳少，眠可，便溏，夜尿频多。舌暗红，黑苔，舌中根部尤甚，脉沉细无力。

诊断：腹痛（腹痛待查）。

审因：气衰至极。

辨证：肾元亏虚。

治法：补肾培元。

处方：

怀山药60g　黄芪20g　　北沙参15g　白术10g

甘草10g　　枸杞子15g　杜仲10g　　熟地黄10g

肉桂1.5g　　附子3g　　山茱萸10g　车前子6g

疗效：1个月病愈。

按语：气海穴位于任脉之小腹，是"男子生气之海，元气之聚，生气之源"之处。该患者的治疗以培补元气为主。方中怀山药甘平，主入脾经，《景岳全书》云其"健脾补虚，涩精固肾"，补后天以充先天；黄芪甘温纯阳，功擅补气固表；北沙参性微寒，可养胃阴，生津液；白术甘温而兼苦燥之性，甘温补气，苦燥健脾；甘草甘温益气，配黄芪、白术可加强益气补中之力，同时又能调和方中诸药；枸杞子味甘质润，善滋肾阴，益肾精；杜仲甘温，入肝、肾二经，善能补益肝肾，助火壮阳；熟地黄味甘纯阴，主入肾经，长于滋阴补肾，填精益髓；肉桂辛甘大热，温补肝肾，补火助阳，并能引火归原，益阳消阴；附子辛甘温煦，有峻补元阳、益火消阴之效；山茱萸补气固涩，回阳救逆；车前子清热利湿，既能除由肾虚而生之病理产物，又可制约上述滋补之药的副作用，使补而不滞气，涩而不恋邪。

医案 3

谢某，女，27 岁。

就诊时间：1991 年 2 月。

主诉：前额痛 3 年。

现病史：患者于 3 年前出现前额痛，闷痛伴头昏，屡治不效。刻下症：前额痛（印堂处），闷痛，时有头脑欠清醒，疼痛牵引至头顶及后枕，胃脘满闷，畏寒肢冷，月经前期量多色黑，时欲呕吐涎沫，纳差。舌暗有瘀斑，苔白，脉弦涩。

诊断：头痛（头痛待查）。

审因：中寒。

辨证：寒中髓海。

治法：温阳散寒，通络止痛。

处方：

白芷 10g	羌活 10g	当归 10g	艾叶 6g
吴茱萸 3g	延胡索 10g	干姜 6g	川芎 10g
香附 10g	法半夏 6g	防风 10g	

疗效：5 剂病痊愈。

按语：白芷辛温香燥，行经发表，通窍之痛；羌活功能条达肢体，通畅血脉，攻彻邪气，发散风寒风湿；当归养血活血；艾叶辛温，入肝、脾、肾三阴经，能温通经脉，逐寒湿而止冷痛；吴茱萸，辛热入肝、胃、脾、肾经，可暖肝温胃、下气降逆、和中止呕，汪昂《医方集解·祛寒之剂》云"吴茱萸为厥阴本药，故又治肝气上逆、呕涎头痛"；延胡索辛散温通，能活血行气，为止痛佳品；干姜辛热燥烈，主入脾胃而长于温中散寒、健运脾阳，为温暖中焦之主药；川芎辛温，为"血中气药也"，既可活血，又能行气，与君、臣药合用使寒散湿除，气血通畅，则头痛肢酸等证可愈，此即"治风先治血，血行风自灭"之意，符合《素问·至真要大论》"疏其血气，令其条达"之旨；香附主入肝经气分，芳香辛行，善散肝气之郁结，疏肝解郁，行气止痛；半夏味苦，又降逆止呕；防风辛冲性温，为风药中之润剂，祛风燥湿，长于"散风邪治一身痛"。

医案 4

李某，女，41 岁。

就诊时间：2007 年 3 月。

主诉：血海穴瘙痒半年。

现病史：患者于半年前出现血海穴瘙痒，逐渐加重，几经治疗无明显改善。刻下症：血海穴瘙痒，搔之不解。平素嗜食油炸之物。

诊断：瘙痒症。

审因：油炸之品所伤。

辨证：湿热内蕴。

治法：清热利湿解毒。

处方：

黄芩 15g　　金银花 15g　　汉防己 10g　　茯苓 15g

车前子 10g　　草薢 10g　　　芡实 10g　　　甘草 6g

苍术 5g　　　神曲 15g　　　鸡内金 15g

疗效：14 剂病痊愈。

按语：血海穴，又名血郄。血，指穴内物质为血也；郄，孔隙也。血郄名意指本穴的血液运行出入为细小之状。本穴物质为天部的水湿云气，其性既湿又热，是血的气态物存在形式。穴内气血物质的出入为水湿云气，水湿云气折合为血则其量较小，如从孔隙中出入一般，故名血郄。

　　方中黄芩清热燥湿，又能凉血；金银花甘寒，清热解毒之功尤甚；防己苦寒降泄，善走下行，能清湿热，宣壅滞，通经脉；茯苓甘能补脾，淡能渗泄，药性平和，既可祛邪，又可扶正，补而不峻，利而不猛；车前子利水渗湿；草薢祛风除湿；芡实健脾利湿；苍术健脾燥湿；神曲温中散寒；鸡内金性平偏凉，兼能清下焦、膀胱之湿热；甘草调和诸药。

第九章　外科病证

第一节　瘿　瘤

医案

韩某，女，37岁。

就诊时间：2010年6月29日。

主诉：发热1个月，加重2周。

现病史：患者于2009年行腰椎间盘突出术后自觉疲乏、自汗、项痛，1个月前出现发热，体温最高38.8℃，于2010年5月28日在外院就诊，理化检查不详，诊为甲状腺炎，并予以强的松及夏枯草膏药治疗，体温间断正常。近2周持续午后发热，遂来就诊。刻下症：每日午后发热，体温最高38.5℃，汗后热不退，服用巴米尔热亦不退，至清晨体温可自行降至正常，发热时伴有畏寒、自汗、颠顶疼痛并有沉重感，晨起口干口苦，时有心悸。平素急躁易怒，喜食辣椒，纳差，眠可，大便少，小便调。舌暗红，苔薄黄，有剥脱，脉滑数。

诊断：瘿瘤、发热（亚急性甲状腺炎）。

审因：内有湿热，外感风寒。

辨证：肝经受寒，湿热留恋。

治法：清热利湿，养阴和胃。

处方：

黄芩 10g	陈皮 5g	秦艽 15g	玉竹 15g
薄荷 20g	淡竹叶 10g	炒神曲 15g	银柴胡 10g
葛根 15g	竹茹 10g	藿香 20g	佩兰 10g

取穴：大椎、风池、膈俞、脾俞、外关、照海、养老、合谷、昆仑、阳辅、中封。

操作：大椎火针，余穴毫针刺，平补平泻，留针 30 分钟。

医嘱：停服激素。

疗效：连续治疗 3 日后体温恢复正常，余无明显不适。

按语：颈前部漫肿或肿块的疾病，统称为瘿。我国是最早记述甲状腺疾病的国家。公元前 7 世纪的《山海经》中就有"瘿"的记载。

亚急性甲状腺炎的真正病因至今尚不肯定。因为本病常发生在上呼吸道感染或扁桃体炎之后，一般认为系病毒感染或变态反应所致。该病临床表现变异很大，有时症状不突出，易被误诊。起病时先有咽痛、发热等上呼吸道感染症状。由于甲状腺滤泡被破坏，甲状腺激素释入血液，患者可出现烦躁不安、心悸、多汗、怕热等症状。甲状腺局部有肿痛，质坚韧，压痛明显，开始时仅限于甲状腺一侧或一叶的某一部分，不久累及另一侧或甲状腺全部，以致其表面高低不平，但甲状腺的活动度仍良好。周围淋巴结不肿大。病程一般持续2～3个月。少数病例的全身症状轻微，仅以甲状腺肿大或结节形成为其主要表现。有些患者仅有轻度甲状腺功能亢进症状，甲状腺不肿大或轻度肿大，也无疼痛。该病西医治疗无特殊疗法，但多主张使用类固醇药物和甲状腺制剂治疗。

方中黄芩苦寒，清热泻火力强；陈皮辛行温通，燥湿化痰；秦艽清湿热，退虚热；玉竹养阴润燥，滋阴而不碍邪；薄荷疏肝行气，质轻宣散；淡竹叶清心火以除烦，泻胃火以止渴；炒神曲健脾和中，解表退热；银柴胡甘寒益阴，清热凉血，退热而不苦泄，理阴而不升腾；葛根辛散发表以退热，长于缓解外邪郁阻、经气不利、筋脉失养所致的项背强通；竹茹清热化痰；藿香、佩兰芳香化浊。

所取之穴中，大椎是督脉、手足三阳经的交会穴，督脉总督诸阳，大椎为诸阳之会，阳主表，外邪入侵，多犯阳经，所以大椎有通阳解表、退热祛邪的作用，为全身退热之要穴。风池为治风之要穴，外风、内风引起的各种病证均可取此穴治疗；足少阳之脉起于目锐眦，循颈，至肩上，故风池亦可治疗颈项强痛。养老为手太阳郄穴，小肠经循行"出肩解，绕肩胛，交肩上……其支者，从缺盆循颈上颊，至目锐眦，却入耳中"，故养老治疗颈项疼痛、头痛效果甚佳。膈俞为血之会，又位于膈膜附近，为上焦和中焦升降之枢纽，可宽胸理气、调理血分。脾俞为脾脏之气输注于背部的穴位，通经活络，调理气血。外关为八脉交会穴，通于阳维脉，阳维脉"维络诸阳而主表"，故外关可疏风清热以解表，发汗解肌以止痛，为退热要穴，同时该穴又是三焦经络穴，善调理气机。照海为八脉交会穴，通阴跷脉，是治疗失眠的常用穴。合谷为大肠经原穴，肺与大肠相表里，肺主表，故合谷可解表通络以祛邪。昆仑为膀胱经经穴，"经主喘咳寒热"，膀胱经主一身之表，以固护于外，故为诸经之藩，故昆仑可解表退热。阳辅为胆经经穴，中封为肝经经穴，二穴疏利肝胆，沟通表里，祛邪退热。

第二节 瘰 疬

医案

李某，女，17 岁。

就诊时间：2010 年 7 月 15 日。

主诉：右颈部淋巴结肿大 6 年。

现病史：患者于 6 年前出现右颈部淋巴结肿大，伴目胀、五心烦热，诊断为淋巴结结核，治疗后目胀、烦热改善，淋巴结未见消退。刻下症：右颈部淋巴结肿大，易烦躁，背部皮疹，色暗，眠差，纳差，大便干。舌淡暗，苔白黄。

理化检查：血常规：白细胞计数 4.35×10^9/L，中性粒细胞百分比 60.7%，单核细胞绝对值 0.29×10^9/L。

诊断：瘰疬（淋巴结结核）。

审因：虚实夹杂。

辨证：脾虚痰凝。

治法：健脾化湿，通络散结。

取穴：神阙、内关、曲池、合谷、丰隆、公孙、商丘、足三里、太溪、太白、解溪。

刺法：神阙拔罐，余穴以毫针刺，得气为度。

2010 年 7 月 21 日：治疗 3 次后，患者纳眠可，大便干，月经 1 个月未行。

取穴：中脘、天枢、廉泉、列缺、公孙、丰隆、三阴交、曲池、足三里、解溪、丘墟、然谷。

疗效：3 个月病痊愈。

按语：瘰疬是发生于颈项腋间淋巴结的慢性感染性疾病，因其结块成串，累累如贯珠之状，故谓瘰疬。有关瘰疬的历史记载，首见于《灵枢·寒热》："寒热瘰疬在于颈腋者，皆何气使生？岐伯曰：此皆鼠瘘寒热之毒气也，留于脉而不去者也。"陈士铎在《石室秘录》中提出痰凝病生说，认为瘰疬"多起于痰，痰块之生多起于郁"，开创了解郁化痰治疗瘰疬的先河。他在《洞天奥旨·瘰疬疮》中又提出了治瘰疬三法，"其一，治在肝胆；其二，治在脾胃；其三，治在心肾"，并倡导从调理脏腑入手，解郁为先，补虚为主。

肝气郁结，横逆犯脾，致使脾失健运，不能运化水湿，则湿聚成痰；脾虚失运则肝胆气滞，三焦气化不利，故痰结于少阳、阳明之络，凝聚于颈项而成瘰疬。《外科医案汇编》"脾虚失运，肝胆气滞，浊痰注入肌肉，成核成疬"正是对此病机的阐述。

其所取之穴中，内关为心包经络穴，通阴维脉，宽胸和胃。阳明为两阳之合，其火通明，言其阳气隆盛。曲池为阳明经合穴，合为汇合之意，犹江河入海，言其经气最盛，故曲池通调经络作用当为之最；本穴配五行属土，土乃火之子，施泻法，其清热作用，亦当为之最。故曲池的作用特点是清热和通络，已故名医王乐亭采用六寸金针曲池透臂臑治疗瘰疬，疗效满意。合谷为大肠经原穴，配合曲池，可加强调气通经的功效。丰隆为胃经络穴，更是化痰散结要穴。解溪为胃经经穴，加强丰隆化痰浊。足三里为胃经合穴，健脾理气，扶正培元。太白为脾经原穴，公孙为脾经络穴，二穴同用，健脾胃，以绝生痰之源。商丘为"脾经之经金"，可健脾利湿。太溪为肾经原穴，久病不愈，取之滋肾阴、壮肾阳，辅助正气。

第三节 结 石

医案 1

谢某，男，45岁。

就诊时间：1991年7月。

主诉：尿频、尿急、尿血1周。

现病史：患者于1周前出现尿频、尿急、尿血，于镇卫生院查B超提示右肾结石，直径约0.5cm，治疗1周无效。刻下症：尿频、尿急、尿血，伴腰痛，稍有恶心，无呕吐，余无明显不适。

诊断：肾结石。

审因：湿热久蕴，煎熬尿液成石。

辨证：湿热内蕴。

治法：利尿排石。

处方：

金钱草30g　海金沙10g　鸡内金15g　车前子10g

冬葵子10g　王不留行5g　厚朴5g　　甘草梢3g

瞿麦10g　　小蓟10g　　石韦10g　　槟榔5g

滑石20g　　赤小豆15g　木通6g　　萹蓄15g

白茅根30g

疗效：1剂后有石排出，继服2剂巩固治疗，复查B超（－）。

按语：金钱草善清利肝胆与膀胱湿热，为利湿排石之常用药；海金沙甘淡而寒，体滑而降，能清利小肠与膀胱湿热，主要用于各种淋病，并止尿道疼痛，尤为治疗石淋之要药，与金钱草同用，可加强清热利湿排石作用；鸡内金性平偏凉，兼能清下焦、膀胱之湿热，而有通淋化石之功，《医林集要》单用本品治小便淋沥、痛不可忍者；车前子甘寒滑利能清利湿热，利水通淋而不伤气，水道利则清浊分，为治淋要药；冬葵子甘寒滑利，具利水通淋之功，联合车前子用于热淋涩痛；王不留行利尿通淋，加强金钱草、海金沙之功；厚朴味辛而主行散，功长运中焦之气而疏利气机，燥中焦湿浊，行脾胃气滞；《本草从新》云瞿麦"苦寒，降心火，利小肠，逐膀胱湿热，为治淋要药"，并能兼走血分，活血以通淋；萹蓄利水通淋，尤对湿热淋证较好；石韦苦甘微寒，为清热利尿通淋的常用药；小蓟既能凉血止血，又能利尿通淋，善治下焦结热所致之尿涩刺痛；槟榔味苦降泄，加强行气利水之力；滑石性寒而滑，寒能清热，滑可利窍，主归膀胱经，善于清泻膀胱之热结而通利水道，宜于膀胱湿热之小便短赤涩痛；木通入心与小肠经，味苦性寒，清心降火，利水通淋；赤小豆利尿养血；白茅根入膀胱经，能清热利水，导热下行，故对膀胱湿热蕴结而致的血淋尿血之证尤为适宜；甘草用梢者，取其直达茎中而止淋痛，并能调和诸药，且可防寒凉伤胃，用作佐使。诸药合用，清膀胱之热邪，利尿通淋而排石。

该患者生活在农村，药物及化工产品接触少，采用天然药物治疗，效果理想。

医案 2

李某，女，52 岁。

就诊时间：1996 年 4 月。

主诉：胃痛胃胀半年，加重1周。

现病史：患者于半年前出现胃脘胀痛，腹部CT提示胃内结石，几经治疗无明显改善。刻下症：胃痛胃胀，食欲不振，上腹部未触及活动的质硬包块，余无明显不适。平素喜食柿子。

诊断：胃痞（胃结石）。

审因：过食柿子。

辨证：食积成石。

治法：消积导滞。

处方：

焦山楂20g	鸡内金12g	法半夏10g	炒枳壳10g
白芷6g	炒白豆蔻6g	广木香6g	云茯苓12g
海浮石5g	海螵蛸5g	砂仁5g	甘草3g

上药以柿炭为引。

疗效：5剂而病愈，复查腹部CT（－）。

按语：该方以山楂为君，本品酸甘微温，药力较强，能消各种饮食积滞，《本草纲目》谓其可"化饮食，消肉积"。柿炭是经柿子烤炙而成，以其化柿子之积，伤于食者，取之以为引。鸡内金有较强的消食化积作用，并能健运脾胃，又有化石之功。半夏和胃降逆以止呕。枳壳破气除痞，化痰消积。木香辛苦而温，尤善通行胃肠、三焦气滞，是行气止痛之良品，如《本草求真》云："木香……下气宽中，为三焦气分要药。"白芷入胃、大肠经，辛以升散，温以畅通气机，能调和肠胃。白豆蔻辛温芳香，健脾胃，运湿浊，《神农本草经疏》云："白豆蔻……宜其积冷气，及伤冷吐逆，因寒反胃也。暖能消物，故又主消谷。温能通行，故主下气。东垣用以散肺中滞气，宽膈进食，去白睛翳膜，散滞之功也。"茯苓健脾益气。海浮石性味咸寒，软坚散结。海螵蛸制酸止痛。砂仁气辛性温，能散能通，入脾胃二经，长于化湿行气温中，有醒脾和胃之功，大凡脾胃湿阻及气滞所致的脾胃不和、脘腹胀痛均可选用。甘草调和诸药。

柿子中含有大量的果胶和胶酚，少数人过食或搭配不当会造成结石。

第四节 粉 刺

医案

李某，女，26 岁。

就诊时间：2010 年 6 月 30 日。

主诉：颜面部皮疹 7 年。

现病史：患者于 7 年前面部出现皮疹，间断治疗，时轻时重。刻下症：颜面皮疹，以下颌部为主，米粒大小，如刺，可挤出白色粉渣样物，手足心热，大便干，经行腹痛，秋季手足脱皮，起水疱。自觉身热、牙痛。舌暗红，苔白黄腻。

理化检查：尿常规：pH 值 5.5。血常规：淋巴细胞百分比 40.7%，单核细胞绝对值 $0.23\times10^9/L$，嗜酸性粒细胞绝对值 $0.03\times10^9/L$。

诊断：粉刺（寻常痤疮）。

审因：食积化热。

辨证：脾虚内热。

治法：清热凉血，健脾疏肝。

取穴：曲池、血海、支沟、然谷、合谷、列缺、足三里、太白、三阴交、足临泣。

操作：毫针刺，以得气为度。

2010 年 7 月 1 日二诊：皮疹较前减轻，仍感便秘。

取穴：中脘、天枢、列缺、内关、丰隆、蠡沟、三阴交、公孙、曲池、支沟、合谷、足三里、解溪、太白、丘墟。

2010 年 7 月 19 日：治疗 10 次后，颜面痤疮明显好转，大便可。

疗效：秋季开学前皮疹基本痊愈。

按语：粉刺是一种毛囊皮脂腺的慢性炎症性疾患。基本皮损为毛囊性丘疹，多数呈黑头粉刺样，周围色红，用手指挤压，有小米或米粒样白色脂栓排出；少数呈灰白色小丘疹，之后色红，顶部出现小脓疱，破溃出脓，愈后遗留暂时色素沉着或轻度凹陷瘢痕；有的形成结节、脓肿、囊肿、瘢痕等损害，以至破溃后形成多个窦道和瘢痕，严重者呈橘皮样脸。

在现代生活中，喜食油腻、烧烤、冷饮会损伤脾胃，导致运化失调，水湿内停，日久成痰，湿郁化热，湿热夹痰，凝滞肌肤，而成粉刺。血海为脾经穴位，脾主裹血，温五脏，穴为足太阴脉气所发，气血归聚之海，故名血海，又名血郄，具有活血化瘀、健脾利湿之效，而皮肤病多与风、湿、瘀有关，故与血海化湿、活血的穴性相符，"血行风自灭"，瘀除则风散，因此，血海为皮肤疾病所常用，如《胜玉歌》云："热疮臁内年年发，血海寻来可治之。"手阳明大肠经合穴曲池清肺散风、理肠活血，与血海配用，对多种皮肤病均有很好的疗效。大肠经原穴合谷，更是加强清热解表的功效。支沟为三焦经经穴，功善清热、理气通便，是治疗便秘的常用穴。然谷为肾经荥穴，属火，"然"有燃烧水谷之义，可益肾助阳、导赤清火。肺主皮毛，络穴列缺可宣肺通络，且肺与大肠经相连，手阳明大肠经"其支者，从缺盆上颈，贯颊，入下齿中，还出挟口，交人中，左之右，右之左，上挟鼻孔"，故列缺可以治疗肺经和大肠经经脉、经筋所循病证。足阳明胃经行于面部，取合穴足三里可和胃理气。太白为脾经原穴，脾胃两经相表里，故太白可健脾和胃。足临泣为胆经输穴、八脉交会穴之一，通于带脉，妇女的经、孕、产、乳与冲、任、督关系密切，而带脉"起于季胁，回身一周"，约束全身纵行的经脉，带脉出自督脉，行于腰腹，腰腹是冲、任、督三脉脉气所发之处，因冲、任、督皆起于胞中，所以带脉与冲、任、督三脉的关系极为密切，故而足临泣具有调经理气的作用。足三阴经起于足，交汇于三阴交穴，复从三阴交穴分行于少腹，结于阴器，交于任脉，会于曲骨、中极、关元，又分行于腹、胸、脘、肋等处，而冲为血海，任主胞胎，带脉约束诸脉，此三脉与肝、脾、肾关系密切，脾胃化源不足，肝肾精血亏少，则冲、任、带脉无以充盈，经无生成之血，胎无营养之本，必致胎、产、经、带诸疾丛生，故三阴交可治疗肝、脾、肾功能失常引起的妇科疾病。

中脘、天枢健脾胃而调阳明，补益中气而调畅三焦；丰隆化痰祛湿；公孙健脾化浊；解溪清热和胃；丘墟、蠡沟疏肝解郁。

第五节　蛇串疮

医案

刘某，女，40 岁。

就诊时间：2011 年 4 月 21 日。

主诉：右肩部皮疹 3 天。

现病史：患者于 3 天前右肩部出现皮疹，皮损为带状的红色斑丘疹，部分可见粟米大小簇集成群的水疱，疱群之间间隔正常皮肤，疱液澄清。刻下症：右侧肩部、头部均可见皮损，局部皮肤疼痛，头部呈跳痛，无明显发热及其他明显不适。纳可，眠尚可，二便调。平素喜食油炸之品。

理化检查：血常规：单核细胞绝对值 $0.32\times10^9/L$，嗜酸性粒细胞绝对值 $0.05\times10^9/L$。

诊断：蛇串疮（带状疱疹）。

审因：过食油炸之品。

辨证：肝郁化火，外溢皮肤。

治法：清热泻火，解毒止痛。

取穴：风池、曲池、外关、养老、阳陵泉、天枢、丘墟、蠡沟、足临泣、三阴交。

操作：局部火针，余穴以毫针刺，得气为度。

医嘱：忌食油炸之物。

疗效：治疗 3 次后患者疼痛明显减轻，且皮损未进一步发展；治疗 5 次后水疱干燥，皮损面积减小，已无明显疼痛，临床告愈。

按语：蛇串疮是一种皮肤上出现成簇水疱，沿身体一侧或呈带状分布的急性疱疹性皮肤病。其状如蛇行，故名蛇串疮；历代有火带疮、蜘蛛疮、蛇丹、甄带疮等名称；又因常发于腰肋间，故又有缠腰火丹之称。临床观察发现，大多数带状疱疹患者平素喜食油炸食品。

风为阳邪，其性轻扬，头顶之上，唯风可到，风池又为手足少阳、阳维之会，风邪蓄积之所，具有清头明目、祛风解毒、通利官窍的功效；阳明为两阳之合，其火通明，曲池为阳明经合穴，可清热通络；天枢位于足阳明胃经，为大肠募穴，功可调理肠胃、通畅气机；外关清热解毒，通络祛邪；小肠经出肩解、绕肩胛、交肩上，养老为手太阳郄穴，通络止痛效果尤佳；阳陵泉为胆经合穴，疏利肝胆、清利湿热、通络止痛；足临泣为胆经输穴，又通带脉，疏肝理气，清热解毒；丘墟为足少阳胆经之原穴，蠡沟为足厥阴肝经之络穴，二者配合，疏肝利胆，清热利湿；三阴交养阴清热。

第六节　瘾　疹

医案

赵某，女，38 岁。

就诊时间：2010 年 7 月 2 日。

主诉：红色风团伴瘙痒 4 年。

现病史：患者于 4 年前出现皮肤瘙痒，搔抓后出现形态不一、大小不等的红色团块，边界清楚，逾时消退，不留痕迹，诊断为荨麻疹，服用抗过敏药效果不明显。刻下症：每日午后发作，周身瘙痒伴丘疹，心烦，眠差。

理化检查：血常规：中性粒细胞百分比 49.9%，淋巴细胞百分比 42.2%，单核细胞绝对值 0.28×10^9/L，嗜酸性粒细胞绝对值 0.02×10^9/L。尿常规（-）。

诊断：瘾疹（荨麻疹）。

审因：正虚邪恋。

辨证：脾虚内热。

治法：疏风固表，润燥止痒。

取穴：膈俞、大椎、三焦俞、列缺、外关、合谷、昆仑、阳辅、复溜。

操作：毫针刺，以得气为度。

治疗 2 周后，患者诉瘙痒减轻，皮疹面积缩小，每日 10 点左右发作较甚。

取穴：太阳、外关、血海、太白、商丘、中封、曲池、合谷、阴市、解溪、陷谷。

疗效：2 个月后瘾疹基本痊愈。

按语："治风先治血，血行风自灭"，故以血之会膈俞调营血；《针灸甲乙经》言大椎为"三阳、督脉之会"，具有解表通阳的作用；三焦俞是三焦之气输转之处，是治三焦疾患的重要腧穴，可调三焦、益元气；肺主皮毛，故以肺经络穴列缺通调肺气；肺与大肠相表里，合谷为手太阳原穴，可轻扬表邪，调和气血；外关为三焦经络穴，疏风清热；风邪侵袭，先犯太阳经，昆仑为膀胱经经穴，解表清热；阳辅为胆经经穴，复溜为肾经经穴，中封为肝经经穴，商丘为脾经经穴，解表祛邪；太阳为经外奇穴，疏风通络，取自然界之"太阳"振作人体阳气之意。

第七节　顽湿聚结

医案

成某，男，47 岁。

就诊时间：2012 年 9 月 26 日。

主诉：周身皮疹 1 年。

现病史：患者于 2011 年夏季于四肢部出现少量皮疹，呈红色结节，瘙痒，痒甚抓破皮肤，于某皮肤病医院诊断为结节性瘙痒，过敏原试验提示鱼类混合物、山梨酸钾、青霉素属混合物、曲霉属混合物、谷螨、粉螨、枯霉菌混合物、蛇麻花、啤酒花、茅尖状车前草、肠道螺旋杆菌、蚊子毒素、洗洁精过敏，经汤药内服、外敷、封闭治疗效不显。刻下症：耳后、四肢、胸部、背部均见皮疹，以下肢内侧血海穴为主。平素打鼾，时有憋醒，喜食枣。纳食一般，眠欠安，时疲乏，腰背酸痛，久视后双目干涩酸楚，睡前痒甚，入睡后缓解。舌红，苔黄腻，脉滑数，左大于右。

诊断：顽湿聚结（结节性痒疹）。

审因：过食牛奶、海鲜、大枣。

辨证：湿热蕴脾，邪土生邪金。

治法：清热化湿，解毒止痒。

处方：

马齿苋 30g　　金银花 30g　　鱼腥草 30g　　黄芩 30g

前胡 15g　　玄参 15g　　陈皮 10g　　百部 15g

桑叶 10g　　连翘 10g　　佩兰 10g　　滑石 30g

生甘草 3g

医嘱：忌花生、大枣、油炸、酒、牛奶、鸡蛋、海鲜。

疗效：1 个月病痊愈。

按语：顽湿聚结病是指以皮损硬坚，结节增生粗糙，其色紫暗，伴有剧痒为临床表现的皮肤疾病。其多发于夏秋季节，相当于西医病名结节性痒疹。

滑脉者往来流利，如盘走珠，应指圆滑，往来之间有一种回旋前进的感觉，可主痰湿；数者脉来急数；结合患者过食大枣，推导其滋腻碍胃，阴分郁热。马齿苋酸寒质润，入肝经血分，可清热凉血；金银花味甘性寒，《本草纲目》云其"散热解表"，《重庆堂随笔》云其"清络中风火实热，解温疫秽恶浊邪"，既有轻宣透表、疏散风热的作用，又有清热解表、辟秽化浊功用；鱼腥草、黄芩清热燥湿，泻火解毒；前胡辛散苦降，微寒清热；玄参甘寒质润，又能养阴清热、生津润燥；陈皮苦能燥湿，辛温暖脾行气以温化水湿，使湿去而痰消；百部味苦，燥湿止痒；桑叶苦寒，兼入肝经，苦寒能清泄肝火，疏风散热而明目；连翘透邪解毒；佩兰辛香性平，既能行散郁结，又可化浊辟秽，故有解郁散结、疏利气机之功；滑石甘淡利湿，清热解毒，治疮疹等皮肤证候较好；生甘草调和诸药。诸药合用，解大枣热毒，化脾肺湿浊，止痒散结。

过食大枣、鸡蛋等"闭门留寇"，可用陈皮、黄芩、佩兰、滑石治疗。

第八节 过敏性皮炎

医案

王某，男，1岁。

就诊时间：2010年5月12日。

代诉：周身皮疹3个月。

现病史：患者于3个月前感冒发热后出现周身皮疹，经多种方法治疗无效。刻下症：皮疹以面部、胸背部为主，皮疹色红，边界欠清晰，瘙痒，无明显疼痛，食用牛奶及面食症情均会加重。纳眠可，二便调。舌质嫩红，苔白略厚。

既往史：无特殊。

过敏史：青霉素。

理化检查：血常规：白细胞计数 $10.03×10^9$/L，中性粒细胞百分比27.9%，淋巴细胞百分比61.2%，嗜酸性粒细胞百分比6.7%。

诊断：湿疮（过敏性皮炎）。

辨证：脾虚湿阻，邪毒蕴肺。

治法：健脾宣肺。

处方：

瓜蒌皮6g　　桔梗5g　　　前胡10g　　鱼腥草15g

黄芩 5g　　　苦杏仁 3g　　浙贝母 5g　　百部 10g

炒神曲 10g　生甘草 2g　　射干 2g　　　陈皮 3g

取穴：大椎、肺俞、合谷、列缺、外关、足三里、丰隆、解溪、照海、太阳。

操作：毫针刺，不留针。

医嘱：忌酸冷之品，避免使用含激素类的外用药。

2010 年 5 月 24 日二诊：皮疹部分消退，以面部及背部为主，余无明显不适。复查血常规：白细胞计数 12.41×10^9/L，中性粒细胞百分比 17.3%，淋巴细胞百分比 66.2%，嗜酸性粒细胞百分比 11.3%。

处方：

紫苏叶 6g　　黄芩 6g　　　白芷 3g　　　藿香 3g

苦杏仁 3g　　荆芥 5g　　　防风 3g　　　生甘草 2g

焦三仙 15g　法半夏 3g　　苍术 2g　　　浙贝母 3g

针灸治疗同前。

2010 年 6 月 1 日三诊：症情平稳，无明显不适，仅面部皮疹时作。复查血常规：白细胞计数 13.30×10^9/L，中性粒细胞百分比 16.3%，淋巴细胞百分比 65.0%，嗜酸性粒细胞百分比 13.6%。

处方：

紫苏叶 6g　　黄芩 6g　　　白芷 3g　　　藿香 3g

苦杏仁 3g　　荆芥 5g　　　防风 3g　　　生甘草 2g

焦三仙 15g　法半夏 3g　　苍术 2g　　　浙贝母 3g

鱼腥草 15g

针灸治疗同前。

2010 年 6 月 12 日四诊：症情平稳，无明显不适，仅口周皮疹时作。复查血常规：白细胞计数 12.69×10⁹/L，中性粒细胞百分比 18.5%，淋巴细胞百分比 66.6%，嗜酸性粒细胞百分比 10.4%。

处方：

紫苏叶 6g	茯苓 6g	白芷 3g	藿香 3g
苦杏仁 3g	荆芥 5g	防风 3g	生甘草 2g
焦三仙 15g	法半夏 3g	苍术 2g	浙贝母 3g
紫菀 5g	干姜 2g	肉桂 1g	

针灸治疗同前。

2010 年 6 月 17 日五诊：症情平稳，皮疹基本消退，无明显不适。复查血常规：白细胞计数 11.34×10⁹/L，中性粒细胞百分比 19.6%，淋巴细胞百分比 65.1%，嗜酸性粒细胞百分比 10.8%。患者跟随家属离京，暂停针灸，继以前方治疗。

2010 年 8 月 10 日：家属反馈，患者皮疹未再发作，复查血常规结果全部正常。

按语：过敏性皮炎是由过敏原引起的皮肤病，主要是指人体接触到某些过敏原而引起皮肤红肿、发痒、风团、脱皮等皮肤病症。具体的过敏原可以分为接触类、吸入类、食入类和注射类四类。每类过敏原都可以引起相应的过敏反应，主要的表现是多种多样的皮炎、湿疹、荨麻疹。本例患者甚至对主食过敏，未曾闻及。

过敏性疾病患者的体质多属内寒，治疗以解表温里、燥湿健脾为原则。

第十章　妇科病证

第一节　崩　漏

医案

曹某，女，40岁。

就诊时间：2011年2月20日。

主诉：月经间期出血7个月。

现病史：患者自2010年7月中旬以来，无明显诱因出现月经间期出血，在月经后两天流出深褐色样物质，量少，一两天后停止，余无不适症状。后症状逐渐加重，经后出血时间延长，甚至拖延至下一次月经期。曾就诊于某医院，B超检查提示回声团，直径为1.1厘米。后症状逐渐加重，西医建议刮宫治疗，患者为行中医保守治疗而来我科就诊。刻下症：经血淋漓不尽，色淡质清，无腰腹部疼痛。面色晦暗，四肢不温，不喜饮冷。饮食可，睡眠可。大便每日1～2次，便稀不成形。舌暗，苔白，边有齿痕，脉沉。

既往史：血脂偏高。

月经婚育史：已婚，育有 1 子，年 8 岁。

理化检查：血常规：淋巴细胞百分比 27.1％，中性粒细胞百分比 5.1％，嗜酸性粒细胞百分比 1.8％。

诊断：漏下（功能失调性子宫出血）。

审因：肝郁乘脾。

辨证：寒凝血滞，脾失固摄。

治法：温阳健脾，散寒逐瘀。

取穴：隐白、交信、肾俞、脾俞、三阴交、蠡沟、太白、命门。

操作：命门以火针点刺；余穴以毫针刺，得气为度，留针 30 分钟。

医嘱：避免受凉，避免饮用碳酸饮料等酸冷食物。

疗效：治疗 10 次后患者行经时间较以往延长 2 天，经间期有 1 天少量出血；后又继续治疗 10 次，病情告愈。

按语：崩漏是指经血非时暴下不止或淋沥不尽，前者谓之崩中，后者谓之漏下。脾统血，肝藏血，脾虚则失于统血，肝脏疏泄太过则失于藏血，引起诸多出血证。隐白是足太阴经的井穴，土之木穴，有健脾和胃、疏肝理气的作用，是治疗崩漏的要穴。交信穴，改善月经周期的信息交换。背俞穴是五脏六腑之气输注于背部的腧穴，取脾俞、肾俞健脾益肾。三阴交为足三阴经交会穴，可疏调足三阴之经气，以健脾胃、益肝肾、补气血、调经水，为妇科要穴。蠡沟为足厥阴肝经络穴，疏肝理气。太白为足太阴脾经原穴，五输穴中的"输穴"，配五行属土，故本穴具有健脾和胃、理气化湿的作用。命门意指生命之门，为督脉腧穴，能通调督脉经气，总督一身之阳，其两旁为肾俞，而肾气又为一身之本，故名之。陈士铎《石室秘录》云："心得命门而神明有主，始可以应物，肝得命门而谋虑，胆得命门而决断，胃得命门而能受纳，脾得命门而能转输，肺得命门而准节，大肠得命门而传导，小肠得命门而布化，肾得命门而作强，三焦得命门而决渎，膀胱得命门而收藏，无不借命门之火以温养之也。"命门以火针点刺，温补下元。

第二节 痛 经

医案

李某，女，41 岁。

就诊时间：2006 年 8 月。

主诉：经行腹痛 4 年。

病史：患者于 4 年前正值经期服用人参、肉桂等补品，后出现痛经现象，经多方求治，症情逐渐加重，消炎止痛等药频用，仍未见效。刻下症：每于经期第 2 天疼痛剧烈，无法工作，伴冷汗出，服强力止痛药勉强忍耐，4 天后症情不作，每月如此，痛苦异常，自诉有欲死之念。伴眠差，双足须穿袜入眠，多梦，大便干，小便调。舌暗红，苔薄白，左尺脉沉滑有力。

诊断：痛经（原发性痛经）。

审因：经期误补。

辨证：瘀热内结，热深厥深。

治法：清热散结，化瘀止痛。

处方：

芒硝 10g	银柴胡 10g	牡丹皮 10g	玄参 30g
玫瑰花 10g	熟大黄 10g	甘草 5g	醋当归 10g
醋香附 10g	金银花 15g	黄芩 10g	陈皮 6g

用法：经前 5 天服药，每日 1 剂，经期停用。

疗效：本病经 3 个月治疗，症情基本缓解。

按语：患者经期误服热药，致血热内结，久则下肢厥冷，故舍症从脉。芒硝泻下攻积，性寒清热，味咸润燥软坚，为治热积之要药；银柴胡味甘苦性微寒，直入阴分而清热凉血，而无苦燥之弊；牡丹皮清热凉血，活血散瘀；玄参滋阴降火解毒；玫瑰花疏肝解郁，活血止痛；大黄荡涤胃肠，推陈致新，又能苦降，使上炎之火下泄，清热凉血；当归活血通络而不伤血；香附辛香入肝，行气解郁；金银花清热解毒，轻清透泄，使营分热邪有外达之机，促其透出气分而解；黄芩苦寒，泻火解毒；陈皮理气畅中；甘草缓急止痛，调和诸药。

第三节　经期感冒

医案

谢某，女，25 岁。

就诊时间：1990 年 5 月。

主诉：恶寒发热 1 月余。

现病史：患者于 1 个多月前，正值经期，外感风寒，恶寒发热，头痛，恶心呕吐，服用多种药物，症状无改善。

刻下症：恶寒发热，头痛，恶心呕吐，"旦慧昼安，夕加夜甚"类似征象，子时发热明显，伴咳嗽，前额疼痛，咽痒，呼吸气促，自觉呼气较热。舌质红，苔白腻，脉浮数。

诊断：经期感冒。

审因：经期感寒。

辨证：血虚感寒。

治法：散寒解表，养血和营。

处方：

羌活 6g	荆芥 10g	秦艽 15g	黄芩 10g
当归 15g	甘草 6g	柴胡 10g	神曲 15g
白芷 10g	桔梗 10g		

疗效：3 剂而病愈。

按语：经行气血益虚，卫气不固，风寒之邪乘虚而入，侵袭肌表腠理，不得宣散。治以荆芥辛而微温，疏风解表，以祛在表之余邪；羌活辛温发散，气味雄烈，解表散寒之力强，加之白芷辛散发表，并止诸痛；秦艽辛散透热，透伏热从外解，尤善治疗夜间外感；黄芩清肺热，又防辛温之品伤及阴分；当归养血增液；柴胡味辛性寒，既为解肌要药，且有疏畅气机之功，可外透郁热；桔梗苦辛性平，开宣肺气；神曲解表退热，又能健脾和中，有防"食复"之功；甘草调和诸药，合桔梗又有利咽止咳之功。同是外感风寒，经期感邪，伏于阴分，只靠辨证风寒，虽似无误，但难以收效，要结合患者个人体质、生理周期等因素审因施治。

第四节　经期抽搐

医案

考某，女，51岁。

就诊时间：1989年9月。

主诉：经期双脚抽搐10余年。

现病史：患者于10余年前出现经期双脚抽搐，几经医治，无明显疗效。刻下症：经断复来，每于经期双脚抽搐，带下不止，入夜后左手热、右手冷，烦躁，口微干，眠欠安。舌红，少苔，脉细数。

诊断：经期抽搐。

审因：阴阳失调，互不维系。

辨证：血虚风动。

治法：养血健脾，培土息风。

处方：

生白术 15g	炒白术 15g	续断 15g	白芍 10g
天冬 15g	龟甲 10g	玄参 10g	枸杞子 15g
阿胶 12g	生麦芽 15g	熟地黄 15g	当归 10g
甘草 5g

疗效：5剂而病愈。

按语：入夜后右手冷，阳气虚致气分弱；左手热夜烦躁，阴血亏致血热。治疗以白术，生用健脾燥湿，土炒白术借土气助脾，生炒同用，补土敛火；续断、枸杞子滋补肝肾；白芍养阴泻热，柔肝舒筋；龟甲、玄参益阴潜阳，合白芍镇肝息风；天冬下走肾经，滋阴清热，合龟甲、白芍滋水涵木、滋阴柔肝；阿胶为血肉有情之品，滋阴养液以息虚风，为妇科虚损之要药；熟地黄甘温厚质润，入肝肾经，长于滋养阴血、补肾填精，为补血要药；当归甘辛温，归肝、心、脾经，为补血良药，兼具活血作用；肝为刚脏，喜条达而恶抑郁，生麦芽清泄肝热，疏肝理气以遂其性，防重镇之品碍其条达之性；甘草调和诸药，合生麦芽能和胃安中，以防滋补、介类药物碍胃为使。肝为风木之脏，阴液大亏，水不涵木，虚风内动，故瘛疭，治当滋阴养液，填补亏虚之真阴，平息内动之虚风，寓息风于滋阴之中，使阴血得复，浮阳得潜，则虚风自息。

第五节　妊娠伤损

医案

刘某，女，29岁。

就诊时间：1991年5月。

主诉：腹痛伴少量阴道出血5天。

现病史：患者妊娠21周，5天前不慎跌倒，出现小腹疼痛，自行静卧休息，仍有腹痛间断发作，伴少量阴道出血。刻下症：阴道不时下血，腹痛下坠，腰酸，余无明显不适。舌暗有瘀斑，脉弦滑。

诊断：胎动不安（先兆流产）。

审因：妊娠外伤。

辨证：气滞血瘀。

治法：活血化瘀，补肾安胎。

处方：

续断 15g	川芎 6g	当归 10g	生地黄 15g
苏木 5g	郁金 10g	赤芍 10g	三七 3g
血竭 4g	制乳香 10g	制没药 10g	香附 10g

疗效：1剂而胎安。

按语：妊娠期间阴道少量出血，时下时止，或淋漓不断而无腰酸腹痛小腹下坠者，称为"胎漏"。妊娠期间出现腰酸、腹痛、小腹下坠，或伴有少量阴道出血者，称为

"胎动不安"。胎居胞宫，跌仆闪挫，气血失和，冲任胞宫瘀滞而致腹痛、出血。《素问·六元正纪大论》云"有故无殒，亦无殒也"，故虽系妊娠期，也不用避忌活血化瘀之法。续断补益肝肾，调理冲任，止血安胎；当归补血活血，川芎佐其舒气血之滞；生地黄苦寒，入营血分，凉血止血；苏木活血续伤，又可补肾；血竭入血分而散瘀止痛，止血而不留瘀，适用于瘀血阻滞及血不归经之证；乳香、没药辛散走窜，行血中气滞，化瘀止痛，内可宣通脏腑气血，外能透达经络，可用于一切气滞血瘀的痛证；郁金活血行气；赤芍散瘀止痛；三七化瘀止血；香附疏理肝气，行气止痛。诸药配合，行气活血，散瘀止痛，补益安胎。

第六节　子　嗽

医案

郭某，女，33岁。

就诊时间：2012年7月7日。

主诉：咳嗽1个月。

现病史：患者现孕8个月，1个月前出现咳嗽，未敢服用药物治疗，逐渐加重。刻下症：咳嗽，咳黄痰，夜间咳甚，难以平卧，时有胸闷气短，余无明显不适。舌红，苔黄，脉滑数。

辅助检查：血常规：单核细胞百分比8.6%。

诊断：子嗽（上呼吸道感染）。

审因：邪气稽留。

辨证：痰湿蕴肺，郁热化热。

治法：宣肺化痰，止嗽安胎。

处方：

藿香 8g	百部 10g	紫苏叶 10g	前胡 10g
桑叶 6g	桔梗 5g	黄芩 10g	陈皮 3g
紫菀 6g	生甘草 5g	金银花 6g	

医嘱：忌鸡蛋。

疗效：5 剂而咳嗽痊愈。

按语：妊娠期间孕妇咳嗽不已，称为妊娠咳嗽，又称子嗽。若久咳不愈或咳嗽剧烈，常可损伤胎气而致堕胎或小产。《医宗金鉴·妇科心法要诀》云："妊娠咳嗽，谓之子嗽，甚或发展为劳嗽。"孕后阴血养胎，阳气偏亢，虽感受寒邪，入而化热，火邪刑金，灼伤肺津，炼液为痰，痰火胶结，肺失宣肃，遂发咳嗽。治以藿香，其气味芳香，为芳香化湿之要药；紫菀、百部入肺经，性温而不热，润而不腻，止咳化痰；桔梗味苦辛而性平，善于开宣肺气；前胡辛散苦降，性寒清热，有宣有降，以复肺气之宣降，增强止咳化痰之力；紫苏叶辛散性温，发汗解表散寒之力缓和，内能行气宽中，兼有安胎之功；陈皮理气化痰；桑叶、黄芩苦寒清泄肺热，甘寒凉润肺燥，且黄芩亦可安胎；金银花疏散风热，又可辟秽化浊；生甘草止咳祛痰，兼以调和药性。所用之药，多属轻清走肺之品。诸药合用，化痰湿，宣肺气，止咳安胎。

第七节 子 肿

医案 1

黄某，女，28 岁。

就诊时间：1989 年 12 月。

主诉：下肢水肿 1 月余，咳嗽 2 周。

现病史：患者现妊娠 7 个月，于 1 个多月前出现水肿，始于足下，逐渐加重，2 周前伴有咳嗽。刻下症：下肢水肿，按之凹陷，咳嗽气短，声低懒言，神疲乏力，面白无华，纳食不香，大便微溏。舌淡，苔白滑，脉弱。

诊断：子肿、子嗽。

审因：脾虚。

辨证：肺脾气虚。

治法：健脾益气，宣肺止咳。

处方：

大腹皮 10g	车前子 10g	紫苏梗 10g	桑寄生 15g
川贝母 10g	太子参 15g	泽泻 10g	白术 10g
黄芪 15g	甘草 5g	当归 10g	茯苓 12g

疗效：5 剂即水肿、咳嗽痊愈。

按语：患者素体脾虚，因孕重虚，胎气上升阻碍中焦，机括不利，脾主四肢，脾阳不运，水湿停聚，浸渍四肢，故而浮肿；脾胃受损，土不生金，累及于肺，而致咳嗽。方中大腹皮行气宽中、利水消肿；车前子善通利水道；紫苏梗宽胸利膈，顺气安胎；桑寄生苦能燥，甘能补，祛湿而补肝肾安胎；川贝母润肺止咳；太子参补脾肺之气，属补气药中的清补之品；泽泻淡渗，利水作用较强；白术健脾燥湿，又可益气安胎；黄芪既可配合白术健脾补气，又能补益肺气；甘草入中焦，补益脾气，作为辅助药物，能助参芪补气之虚，又可止咳祛痰；当归补血活血；茯苓健脾渗湿。诸药合用，健脾利水，培土生金，宣肺止咳。

医案 2

张某，女，30 岁。

就诊时间：1990 年 7 月。

主诉：下肢及腹部水肿 1 个月。

现病史：患者现妊娠 8 个月，近 1 个月来出现水肿，逐渐加重。刻下症：下肢及腹部水肿，下肢尤甚，按之凹陷不起，面色少华，神疲气短，食欲不振，行动迟缓，小便短少，大便溏薄。舌淡胖，苔白，脉缓。

诊断：子肿。

审因：脾虚不运。

辨证：脾虚湿滞。

治法：健脾利水。

处方：

车前子 6g　　大腹皮 6g　　黄芪 15g　　白术 15g

赤小豆 30g　　佩兰 6g　　白芍 10g　　茯苓 10g

甘草 5g　　续断 15g　　当归 6g

疗效：3 剂后水肿明显消退，继服 5 剂告愈。

按语：妊娠中晚期，孕妇出现肢体面目肿胀者，称为"子肿"，亦称"妊娠肿胀"。《诸病源候论·妊娠胎间水气子满体肿候》云："胎间水气，子满体肿者，此由脾胃虚弱，腑脏之间有停水，而挟以妊娠故也。妊娠之人，经血壅闭，以养于胎。若挟有水气，则水血相搏，水渍于胎，兼伤腑脏。脾胃主身之肌肉，故气虚弱，肌肉则虚，水气流溢于肌，故令体肿。"《经效产宝》曰："妊娠肿满，脏气本虚。因妊重虚，土不克水。"患者孕前体质禀赋不足，孕后血聚以养胎，阴血不足，气机郁滞，脾虚不能运化水湿而成肿胀。方中车前子通利水道，分清泌浊；大腹皮开宣肺气而利水消肿；黄芪补脾益气，又能利尿消肿，标本兼顾，为治疗气虚水肿之药；白术复脾运、燥湿、利尿以除湿邪；茯苓味甘而淡，甘则能补，淡则能渗，药性平和，既可祛邪，又可扶正，利水而不伤正气；赤小豆健脾利湿，联合黄芪、茯苓、白术健脾利湿之功，相得益彰；佩兰气味芳香，化湿浊；虽为水肿，但正值孕期，考虑以安胎为治，故以白芍、当归养血柔肝，续断补益肝肾、调理冲任、固本安胎；甘草健脾和诸药。

第八节　产后身痛

医案 1

夏某，女，41 岁。

就诊时间：2013 年 4 月 3 日。

主诉：背部发凉 15 年。

现病史：患者于 15 年前产后自觉出现背部发凉，以肩部为主，经多方治疗未见明显改善。刻下症：肩背发凉，畏寒，汗少，胃痛反酸，食后胃胀，气短，易疲乏，形寒肢冷，纳可。脉细略不齐，无力，右尺脉尤甚。

既往史：多发子宫肌瘤。

理化检查：2013 年 2 月 17 日胃镜示慢性胃炎伴胆汁反流。

诊断：产后身痛。

审因：夏季产后受寒。

辨证：脾肾阳虚。

治法：温补脾阳，血里取阳。

处方：

续断15g	枸杞子15g	炒神曲15g	阿胶10g
山茱萸1g	防风6g	砂仁6g	香薷3g
党参10g	补骨脂10g	当归6g	甘草5g

疗效：1 个月病愈。

按语：续断甘温助阳，辛温散寒，补益肝肾；枸杞子滋补肝肾之阴，为平补肾精肝血之品；当归辛甘性温，补中有动，行中有补，乃血中之气药，不但为调经之要药，亦为治妇女妊期产后诸疾之良药，尤宜于血虚血瘀有寒者；阿胶甘平滋润，入肝经，乃血肉有情之品，有良好的补血作用，联合当归，补血和血，滋阴壮阳；山茱萸酸温质润，入肝、肾经，善能补益肝肾，其性温而不燥，补而不腻，既能补肾益精，又能温肾助阳；补骨脂补益脾肾，暖脏腑，益元气，补火助阳；党参甘平，益脾胃，化精微，生阴血，有补气生血之效；《本草正》云"神曲，味甘气平，炒黄入药，善助中焦土脏，健脾暖胃"，炒神曲除了消食和胃外，还有辛温散寒解表之功，但解表力薄，可配辛温解表药防风同用；香薷辛香发散，宣透外邪，温和调脾，拔浊回清，尤其适用于外伤寒湿、内伤饮冷之证，有"夏月麻黄"之称，考虑患者为夏季受寒，配合神曲散寒解表；砂仁辛香性温，能温中健脾、和胃调中、醒脾开胃，与补益药同用，可防其滋腻碍胃；甘草温而补中，益气健脾，又为使药调和药性。善补阳者，阴中求阳，整体处方虽未用附子、干姜之类补阳之品，但以养血为主，以血里取阳，达到补益脾肾、养血散寒之效。

医案 2

刘某，女，34 岁。

就诊时间：2013 年 6 月 19 日。

主诉：周身关节疼痛 7 年。

现病史：患者于 7 年前产后出现关节疼痛，时轻时重，几经治疗效果不明显。刻下症：遍身关节疼痛，肢体酸楚麻木，时自汗出，时前额疼痛，颈项不适，头晕心悸，面色苍白，唇甲色淡，气短无力，四肢不温，纳食不香。舌淡，苔少，脉细无力。

诊断：产后身痛。

审因：产后受寒。

辨证：血虚外感。

治法：补气益血，温经通络。

处方：

防风 6g	鸡血藤 30g	麻黄根 5g	穿山龙 10g
党参 15g	柴胡 3g	全当归 15g	葛根 15g
炒神曲 15g	白芷 5g	续断 20g	桂枝 10g
秦艽 15g	甘草 5g		

疗效：调理月余，诸症消失。

按语：妇女产褥期间出现肢体或关节酸楚、疼痛、麻木，重着（肿胀）等症状者，称为"产后身痛""产后关节痛""产后风"。《医宗金鉴》记载："产后遍身疼痛，多因去血过多，荣血不足……"产后虚损未复，阴血亏虚，四肢百节空虚，经脉关节失于濡养，故肢体麻木疼痛。方中防风味辛微温，质松而润，温而不燥，祛风之力强，为治风之通药。鸡血藤行血补血，苦而不燥，温而不烈，行血散瘀，性质和缓；当归甘温质润，补血活血，为补血圣药，又能辛行温通；秦艽祛风除湿，通络止痛，质润不燥，为风中润剂。以上三药养血通络。麻黄根行肌表，实卫气，固腠理，为固表止汗之要药。穿山龙祛风湿，入肝经，活血通络。党参补血补气。柴胡疏肝理气，又能祛邪解表。葛根甘辛性凉，轻扬升散，配合柴胡辛散发表，可缓解外邪郁阻、经气不利、筋脉失养所致之颈项、关节、肌肉疼痛。炒神曲甘温健脾，兼以发散风寒。白芷辛散温通，祛风解表散寒之力较温和，同时可以宣利肺气，升阳明清气，治疗前额疼痛。续断甘温助阳，辛以散瘀，兼有补益肝肾、强筋壮骨、通利血脉之功，为妇科体虚之常用药。桂枝甘温通阳扶卫，善于宣阳气于卫气，畅营血于肌表，助卫实表，外散风寒，再者可温散血中寒凝，宣导活血药，以温通经脉，散寒之痛。甘草补脾益气，亦调和药性。诸药合用，养血益气，温经通络。

第九节　乳　泣

医案

陈某，女，30 岁。

就诊时间：2004 年 1 月。

主诉：溢乳伴头晕 3 年。

现病史：患者于 2000 年 1 月喝咖啡后，出现心前区疼痛、胸憋，到某医院诊治，查心电图等未见异常，血压偏高，以舒张压高大于 90mmHg 为主，伴头晕沉、眠差，未予药物处理；其后到另一医院就诊，予黛力新治疗；同年 3 月出现月经量少，周期正常，伴溢乳，于北京协和医院就诊，查泌乳素正常，近红外线乳腺扫描检查发现双乳轻度乳腺增生，头颅 MRI 正常，考虑为内分泌失调。后经多方求治，溢乳未愈。刻下症：溢乳色白，稍挤亦出，伴头晕沉，眠差，多梦，二便调。舌暗，苔薄白，脉沉细。

诊断：溢乳（乳汁溢出症）。

审因：疏泄失调。

辨证：肝郁气滞。

治法：行气解郁，调经回乳。

取穴：足临泣。

操作：毫针刺，以得气为度。

疗效：治疗 1 次后患者溢乳明显减少，治疗 2 次后须用力才能挤出少量，治疗 3 次症情告愈。

按语：乳泣之名，出自宋代陈迁的《妇科秘兰全书》："妊娠乳自流者，谓之乳泣。"其病因"乃手少阴心、手太阳小肠二经虚热不能管摄经血所致"，相关脏腑为"厥阴肝木不能藏血"，论治之法为"急宜安正敛神"。

足临泣为胆经输穴，胆之经筋系于膺乳，该穴又为八脉交会穴通带脉，妇女的经、孕、产、乳与冲、任、督关系密切，又肝主疏泄，故足临证可疏肝气，通乳络，影响乳汁的分泌，从而可以治疗溢乳、乳痈等。

此法师承贺普仁教授，用之效如桴鼓。

第十节　腰痛、咳嗽

医案

李某，女，30 岁。

就诊时间：1996 年 2 月 9 日。

主诉：腰痛、咳嗽半年。

现病史：患者于半年前出现腰痛，又因感冒引起咳嗽，开始未引起重视，后腰痛、咳嗽渐加重。刻下症：腰痛似折，咳嗽痰多，色黄白相兼，尤以晨起为甚，大便干，月经不调，神疲乏力，耐力差。舌质红，苔少兼腻，脉浮，肺脉滑，肾命脉涩。

既往史：2 次小产史。

诊断：腰痛、咳嗽。

审因：内伤外感。

辨证：肺肾两虚，痰湿壅盛。

治法：化痰止咳，补益肺肾。

处方：

川贝母 5g	前胡 10g	紫菀 6g	桔梗 6g
甘草 3g	百部 15g	白芍 10g	熟地黄 12g
牡丹皮 4g	女贞子 10g	续断 15g	菟丝子 8g

枸杞子 10g　　知母 8g　　　　天冬 10g　　　桑寄生 12g

1996 年 2 月 15 日二诊：药后症情日见好转，症状几乎消失。昨日因不慎受风寒，又引起咳嗽，咽喉干痛，伴头痛，还多食煎炸辛辣之品。脉浮数，肺脉稍滑。

处方：

黄芩 10g　　　桔梗 5g　　　甘草 5g　　　前胡 10g

荆芥 10g　　　鱼腥草 6g　　连翘 10g　　杏仁 10g

紫苏叶 10g　　蔓荆子 10g　　防风 8g　　　桑叶 10g

薄荷 6g　　　蝉蜕 3g　　　牛蒡子 10g　　玉竹 15g

取穴：外关、合谷、列缺、大椎。

操作：大椎拔罐；余穴以毫针刺，留针 30 分钟。

1996 年 2 月 29 日三诊：服药后因大吃油腻兼感风寒，咳嗽稍作，全身稍酸痛，脉稍浮滑。

处方：

玉竹 10g　　　前胡 15g　　鱼腥草 15g　　甘草 5g

桔梗 6g　　　浙贝母 10g　　黄芩 8g　　　紫苏叶 6g

陈皮 10g　　　瓜蒌皮 10g　　鸡血藤 15g　　防风 6g

疗效：继服 3 剂后患者告知病情痊愈，体质壮好如初。

按语：疾病的治疗要兼顾病因、体质、辨证，症状再多，选药不用多，解决了病因和体质的问题，部分症状不需要特殊处理也会恢复。方中川贝母清热化痰，润肺止咳；前胡宣发肺气，化痰止咳；紫菀、百部为止嗽散的君药，止咳化痰，新久咳嗽都宜用；桔梗善于开宣肺气；甘草配合桔梗利咽止咳，又调和诸药；熟地黄、白芍滋阴养血；牡丹皮清热凉血；女贞子、枸杞子、菟丝子、桑寄生滋补肝肾；续断甘温助阳，辛以散瘀，兼有补益肝肾、强筋壮骨、通利血脉之功；天冬、知母养阴润燥，清肺生津。诸药合用，入肺肾经，养阴滋补，化痰止咳。后因起居不慎，再度发生咳嗽，加用防风、蔓荆子、牛蒡子等祛风解表，结合患者过食油腻，酌加鱼腥草、陈皮、紫苏叶调理。

第十一章　儿科病证

第一节　鹅口疮

医案

王某，女，2 岁。

就诊时间：1989 年 4 月。

主诉：口腔满布白屑 3 天。

现病史：患儿于 3 天前颊内、上唇、上腭、舌上散布白屑，其后融合成片，周围红甚，面赤唇红，烦躁不宁，吮乳啼哭，无明显发热，大便秘结，小便短黄。舌红，苔白厚，堆积如粉，指纹紫滞。

诊断：鹅口疮。

审因：心脾积热。

辨证：心脾积热。

治法：清泄心脾积热。

处方：

黄连 3g　　　栀子 3g　　　贯众 3g　　　薄荷 3g

黄芩 3g　　佩兰 3g　　淡豆豉 3g　　马勃 3g

疗效：水煎，漱口含咽。3 天后症情好转，5 日痊愈。

按语：鹅口疮是以口腔白屑为特征的一种儿童口腔常见疾病，又名雪口病，系真菌（白色念珠菌）感染所引起。《诸病源候论·鹅口候》记载："小儿初生，口里白屑起，乃至舌上生疮，如鹅口里，世谓之鹅口。此由在胎时，受谷气盛，心脾热气熏发于口故也。"治疗以清心泻脾散加减。方中黄连、栀子、淡豆豉清心泻火；黄芩、贯众泻阳明热；佩兰芳香化湿，薄荷辛凉透散，马勃、贯众对真菌有抑制作用。诸药合用，清心凉脾，化湿泻热。

第二节　小儿发热

医案

郭某，男，1 岁 10 个月。

就诊时间：2018 年 12 月 5 日。

主诉：发热伴呕吐 7 天。

现病史：患儿于 2018 年 11 月 28 日出现发热，体温最高 39.2℃，自服泰诺，退热效果不明显，伴呕吐 3 次，呕吐物为胃中未消化的食物，大便干，日 1 次。查体：咽部充血，双肺听诊未见明显异常。于外院儿科就诊，血常规：白细胞计数 5.65×10⁹/L，中性粒细胞百分比 47.7%，淋巴细胞百分比 43.8%，嗜酸性粒细胞百分比 0.3%，单核细胞百分比 7.64%。诊断为病毒性感冒，予豉翘颗粒、健儿清解液及泰诺口服。11 月 30 日体温正常，未见皮疹。12 月 2 日再度发热，体温最高 38.7℃，伴口干口渴，咳嗽痰鸣，流涕，面红，手足心热，大便干。12 月 3 日查血常规：白细胞计数 $4.92 \times 10^9/L$，中性粒细胞百分比 23.04%，淋巴细胞百分比 71.14%，嗜酸性粒细胞百分比 0.2%，单核细胞百分比 5.74%。查体：咽部充血，双肺湿啰音，舌红，苔黄厚。诊断为支气管炎，予阿奇霉素（考虑白细胞及中性粒细胞均未升高，未服用药物），2 日热不退，诸症同前，精神不振，遂望求中药治疗。

诊断：发热（支气管炎）。

审因：内有食滞，外感风寒。

辨证：风寒外袭，湿热内蕴。

治法：祛风散寒，消食导滞。

处方：

荆芥 10g	防风 6g	白芷 10g	羌活 3g
紫苏叶 6g	柴胡 5g	黄芩 10g	杏仁 6g
炒神曲 10g	生甘草 3g		

疗效：午后取药，以药代水，少量频服，之后患儿排便 1 次，热退，排出大量黄涕，精神状态好转，夜间安睡。仅服 1 剂，次日患儿白天体温正常，咳嗽咳白痰，精神恢复，2 日后痊愈。

按语：小儿从出生到成年，一直处于生长发育的过程中，无论在形体、生理还是在病理等方面，都与成人不同。北宋钱乙《小儿药证直诀·变蒸》中说："小儿在母腹中，乃生骨气，五脏六腑，成而未全。自生之后，即长骨脉、五脏六腑之神智也……乃全而未壮也。"清代医家吴鞠通从阴阳学说出发，认为小儿时期的机体柔嫩、气血未足、脾胃薄弱、肾气未充、腠理疏松、神气怯弱、筋骨未坚等特点是"稚阴稚阳"的表现。小儿的病因也不同于成人，由于其脏腑娇嫩，肌肤藩篱不密，卫外功能不固，加之寒暖不知自调，易感受风邪等外邪，常因四时气候骤变，冷暖失常，外邪乘虚而入，而成感冒。另外小儿稚阴稚阳之体，脾常不足，加之小儿饮食不知自节，家长又担心孩子营养不足，常哺喂不当，超过小儿的运化能力，脾胃受损，造成积滞。小儿乃稚阴稚阳之体，故外感风邪，多易入里化热，热多于寒。该患儿内伤饮食，外感风寒，入而化热。结合血常规，嗜酸性粒细胞百分比减少提示内热较甚，单核细胞百分比升高提示患者痰浊内阻，与中医辨证相互印证（详见《中医心阅·探索篇·血常规之我见》）。治疗当以外散风寒，内消积滞，以荆防败毒散为基础方，加以消食导滞之品。方中荆芥、防风为君药，解表散风；羌活解表散寒、祛风胜湿，为臣药；柴胡透表泻热、疏肝解郁，白芷祛风解表、宣通鼻窍，紫苏叶发汗解表，黄芩清大肠之火，杏仁止咳通便，炒神曲消食和胃共为佐药；甘草调和诸药，为使药。

结合临床所见，当下儿童多摄入过多，运动偏少，饮食积滞，加之平素牛奶、酸奶、饮料不断，造成脾胃受损，湿浊内蕴，郁久化热，如遇风寒，出现感冒发热，以抗生素、雾化治疗，常有效果不佳者。已有数例此类患儿，服用抗生素少则3日，多则2周仍发热不退，以保和丸加解表中成药治疗二三日即愈。家长总担心"中医慢郎中"，耽误治疗，中医作为"医学"，第一要务是救死扶伤，如果连急症都不能处理，岂能称为"医学"？中医学术的几次飞跃和繁荣发展，都与治疗急症、危重症密切相关。从张仲景的《伤寒杂病论》，到葛洪的《肘后备急方》，再到叶天士的《温热论》、吴鞠通的《温病条辨》，均是对急危重症的治疗。作为一名中医师，首先要看清，治疗的慢病多不等于中医疗效慢。在现代医学飞速发展的今天，中医在急诊中的优势也是不容置疑的，审清病因，把握体质，用药精当，往往起效迅速，事半功倍。

第三节　慢惊风

医案

刘某，男，4岁。

就诊时间：1991年7月。

主诉：发热伴抽搐间断发作3个月余。

现病史：患者于3个多月前患儿出现高热、头痛、烦躁，于外院诊断为小儿病毒性脑炎，经抗病毒、对症治疗症状改善。刻下症：每2～3天发作抽搐，午后发热，体温38～39℃，时有恶心呕吐，四肢不温，精神萎靡，嗜睡露睛，面色萎黄，形体瘦弱，不欲饮食，大便稀溏。舌淡，苔白。

诊断：慢惊风（小儿病毒性脑炎）。

审因：正虚邪恋。

辨证：脾虚湿困。

治法：健脾祛湿，扶土抑木。

处方：

生人参 3g	党参 5g	白扁豆 5g	白豆蔻 3g
茯苓 5g	炒神曲 5g	当归 6g	莲子肉 6g
白芍 6g	天麻 6g	陈皮 3g	枳壳 3g
生甘草 5g			

疗效：经过1个月的治疗，患儿病情痊愈。

按语：惊风是小儿时期常见的一种急重病证，临床以出现抽搐、昏迷为主要特征，又称"惊厥"，俗名"抽风"，是儿科常见证候之一。急惊风多指高热惊厥、急性中毒性脑病、各种颅内感染等引起的惊厥；慢惊风则为代谢性疾病与水、电解质紊乱，颅脑发育不全与损伤、出血、缺氧，以及各种脑炎、脑膜炎、中毒性脑病恢复期出现的惊厥等。

《幼幼新编》记载："风搐频者，风在表也，易治，易发之。搐稀者，风在脏也，难治，宜补脾。"该患儿系病毒性脑炎后，土弱木乘，木旺化风，而发抽搐。治疗以人参、党参、茯苓、白扁豆、莲子肉、甘草健脾益气；白豆蔻、炒神曲温化寒湿；白芍、天麻平肝息风；当归温阳补血，因"治风先治血，血行风自灭"；陈皮、枳壳增加脾胃运化之力。诸药合用，温阳化湿，健脾息风。

第四节 疳 证

医案

刘某，男，5岁。

就诊时间：1993年7月。

主诉：肚腹膨胀伴形体消瘦1年。

现病史：患儿于1年前无明显诱因出现腹胀厌食，体重逐渐下降，几经治疗，效果不显。刻下症：肚腹膨胀，形体干枯羸瘦，毛发稀疏枯黄，面色不华，精神萎靡，大便不畅，纳差。舌淡，苔薄腻。

诊断：疳证（营养不良）。

审因：饮食所伤。

辨证：脾虚积滞。

治法：消积理脾。

处方：

山奈 10g	太子参 5g	鸡内金 10g	隔山消 10g
白扁豆 10g	砂仁 5g	茯苓 12g	白术 8g
白芷 6g	炒神曲 6g	木香 6g	使君子 8g

黄精 15g

针灸：四缝挑刺。

疗效：服上方 1 个月而病愈。半年后随访，其发育与同龄儿童无异。

按语：疳证是一种小儿慢性病证，以形体消瘦，面黄发枯，精神萎靡或烦躁，饮食异常，大便不调为特征。其范畴包括西医学的小儿营养不良和多种维生素缺乏症。古代医家把疳证列为儿科四大要证（痧、痘、惊、疳）之一，现在虽然生活条件明显改善，但疳证仍有发生，多因喂养不当导致脾胃受损，气液耗伤而致。

疳证的治疗以顾护脾胃为本，调脾和胃，以助受纳和运化，后天生化渐充，方能康复。山柰功善温中消食，《本草汇言》云其"治停食不化，一切寒中诸证"，辅以鸡内金、隔山消健脾消食；太子参、茯苓、白术、白扁豆健脾化湿；炒神曲、使君子消导寒湿，驱虫导滞；木香辛行苦泄温通，芳香气烈而味厚，善通行脾胃之滞气，为健脾消食之佳品；砂仁芳香醒脾，黄精加强健脾之力，白芷引诸药入阳明经。诸药合用，共奏健脾益气、消积导滞之功。

四缝最早出于《奇效良方》，位于手第 2 至 5 指掌面，近端指间关节横纹中，一侧四穴，故而得名。四缝作为导滞化痰、消积健脾之经验效穴，常用于治疗小儿疳积、腹泻、百日咳等。据临床试验观察，四缝可使肠中胰蛋白酶、胰淀粉酶、胰脂肪酶的含量（消化强度）增加；对于营养不良合并佝偻病者，针刺四缝穴后，发现血清钙、磷均有上升，碱性磷酸酶活性降低，结果钙、磷乘积增加，有助于患儿的骨骼发育与成长。

第五节 小儿泄泻

医案

张某，男，8 岁。

就诊时间：1995 年 8 月。

主诉：大便次数增多伴粪质稀薄 2 天。

现病史：患儿于 2 天前出现腹痛，大便日 3 次，便溏，自服黄连素，腹痛减轻，昨日大便 5 次，查便常规未见明显异常。刻下症：肠鸣腹痛，大便清稀，臭气不甚，轻微恶寒，无发热，口微渴，食欲不振。舌淡，苔薄白。

诊断：小儿泄泻（腹泻）。

审因：寒湿伤脾。

辨证：脾虚寒湿。

治法：健脾散寒，化湿和中。

处方：

神曲 7.5g	茯苓 10g	党参 6g	法半夏 5g
苍术 5g	白芍 6g	黄连 4g	陈皮 6g
藿香 8g	甘草 3g		

疗效：1 剂而病愈。

按语：清代医家吴鞠通提出：小儿时期机体柔嫩、气血未充、脾胃薄弱的特点可以归纳为"稚阳未充，稚阴未长者也"。随着经济的发展，冷饮、油炸等食品已成为餐桌上的常客，果汁、碳酸饮料更是夏季的"必需品"，家长为了更多地满足孩子的要求，而忽视了小儿"脏腑娇嫩，形气未充"的生理特点。脾禀未充，胃气未动，运化力弱，加之饥饱无度、过食生冷等损伤，很多"不缺吃、不愁喝"的孩子，反而形体单薄、脾胃虚弱。

小儿泄泻以大便次数增多，粪质稀薄或如水样为特征，究其原因，不外食积、脏寒、外感、郁热，针对病因，调整体质，疗效显著，1剂可愈。

该病例乃调护失宜，寒客于肠胃，寒凝气滞，中阳被困，运化失职，因而发病。方中党参、茯苓健脾和胃；半夏、苍术、陈皮温燥寒湿，调理气机；神曲、藿香散寒化湿，理气消食；小儿为纯阳之体，反佐少量的黄连，既加强了燥湿之力，又借其抗菌之功；白芍敛阴柔肝，缓急止痛；甘草不但调和诸药，亦是补脾益气、缓急止痛的佳品。诸药配伍，理气健脾，散寒化湿，助运止泻。

第六节　小儿遗尿

医案

许某，男，12岁。

就诊时间：2010 年 7 月 16 日。

主诉：自幼遗尿。

现病史：患儿自幼尿床，有家族遗传史，几经治疗，无明显改善。刻下症：睡中经常遗尿，甚者一夜数次，尿清而长，醒后方觉，无明显腰腿酸软、神疲乏力，面白虚胖，畏寒肢冷，智力正常，睡眠较深，不易唤醒，纳可。舌质淡，苔薄白，脉沉细无力。

理化检查：血常规：白细胞计数 7.9×10^9/L，中性粒细胞百分比 54.4%，淋巴细胞百分比 36.6%，单核细胞百分比 5.3%，嗜酸性粒细胞百分比 3.5%。尿常规：pH 值 5.0。X 线片：隐性脊柱裂（腰骶裂）。

既往史：无。

诊断：小儿遗尿（遗尿症）。

审因：先天不足。

辨证：脾肾阳虚。

治法：温阳散寒，培元固涩。

取穴：神阙、商丘、太白、解溪、太溪、复溜。

刺法：神阙拔罐；余穴以毫针刺，平补平泻，留针 10 分钟。

医嘱：忌酸冷。

2010 年 7 月 19 日二诊：畏寒有所缓解。予腰阳关、命门拔罐；水泉、太溪、后溪、昆仑、阳辅毫针刺。

2010 年 7 月 20 日三诊：昨夜可被叫醒，未尿床。予神阙拔罐，太冲、商丘、蠡沟、中封、照海、太溪毫针刺。

2010年7月21日四诊：近日未再尿床。予腰部督脉火针，肾俞、太溪、昆仑、悬钟毫针刺，巩固治疗。

疗效：治疗1个月，遗尿告愈。

按语：中医学对本病有较全面的认识，《灵枢·九针》明确指出"膀胱不约为遗溺"。《诸病源候论·小便病诸候·尿床候》记载："夫人有于睡眠不觉尿出者，是其禀质阴气偏盛，阳气偏虚者，则膀胱肾气俱冷，不能温制于水，则小便多，或不禁而遗尿。"小儿先天脾肾虚弱，脾虚运化失职，肾虚温煦不利，故而膀胱失约，津液不藏，而成遗尿。

该病例治以经穴商丘、解溪、昆仑、阳辅、复溜、太白散寒为主，联合神阙、命门、腰阳关拔罐及火针督脉以增强祛寒之力；以原穴太溪、太冲培补元气，温补肝肾；后溪通督脉，以振奋阳气；中封、蠡沟二穴均是足厥阴肝经穴位，中封为经穴，蠡沟为络穴，膀胱的制约功能与肝的疏泄功能有关，两穴合用，疏肝利气，以固摄膀胱；水泉为足少阴肾经气血深聚之郄穴，为足少阴肾经脉气之所发，能疏极源，联合肾俞能调理肾经之气；照即光照，海即海洋，肾中真阳，光照周身，故名照海，又通阴跷脉；悬钟为髓海，配合太溪，补肾制水。其治疗针罐并举，温阳散寒，补肾固涩。

第七节 五软五迟

医案

李某，男，3岁。

就诊时间：2007年10月。

主诉：言语不清2年。

现病史：患儿自幼学习说话较慢，吐字不清，跑步、跳跃均较同龄小儿差。其于2007年9月入幼儿园后，因无法与其他小朋友交流，回避与别人接触，不与同学玩耍，曾诊断为自闭症，未予系统治疗。因总被同学欺负，拒绝去幼儿园，遂来就诊。刻下症：语言发育迟缓，吐字不清，较同龄人反应迟钝，精神呆滞，无法完成指令动作，疲乏无力，善惊易恐，单足跳跃、跳绳不能，形体发育较同龄正常儿童落后，食欲不振，大便多秘。舌淡，苔薄。

诊断：五软五迟（脑发育不全）。

审因：先天不足。

辨证：先天不足，心虚胆怯。

治法：补益心神，益精填髓。

取穴：百会、四神聪、心俞、谵语、神门、通里、照海、太溪、哑门。

操作：毫针点刺，不留针。

疗效：治疗2周后，患儿反应能力明显提升，可以完成指令动作；治疗 3 个月后，其智力与同龄小朋友无明显差别，可以与医生正常交流，配合治疗，说话较前清晰，仅个别卷舌音的字读音不准；2008 年春季开学后，间断行针灸治疗，基本适应幼儿园的教学生活，能够同其他小朋友一起上课、做游戏；1 年后发育与正常儿童无明显差别，跑步、跳绳都可以完成。

按语：五迟是指立迟、行迟、语迟、发迟、齿迟，五软是指头项软、口软、手软、足软、肌肉软，均属于小儿生长发育障碍。西医学上的脑发育不全、智力低下、脑性瘫痪、佝偻病等，均可见到五迟、五软证候。五迟以发育迟缓为特征，五软以痿软无力为主症，两者既可单独出现，也常互为并见。《诸病源候论·小儿杂病诸候》中就记载有"齿不生候""数岁不能行候""头发不生候""四五岁不能语候"。《张氏医通·婴儿门》指出其病因是"皆胎弱也，良由父母精血不足，肾气虚弱，不能荣养而然"。五迟五软的病机总为五脏不足，气血虚弱，精髓不充，导致生长发育障碍，以补为其治疗大法。

《灵枢·海论》云："脑为髓之海，其输上在于其盖……"《素问·骨空论》云："督脉者……交巅上，入络脑……"《灵枢·经脉》记载："膀胱足太阳之脉……其直者，从巅入络脑……"胆主决断，为中正之官，《素问·六节藏象论》云："凡十一脏，取决于胆也。"故从经络脏腑的角度分析，小儿智力低下与督脉、膀胱经、胆经密切相关。百会为督脉之要穴，总督诸脉，协调阴阳。四神聪出自《太平圣惠方》，属经外奇穴。《太平圣惠方》云："神聪四穴，理头风目眩，狂乱疯痫，针入三分。"《针灸资生经》云："百会百病皆主。人身有四穴最急应，四穴百病皆能治之，百会盖其一也。"四神聪位于头顶部，为与神有关的穴位，为各经脉之气汇聚之处，功如其名，针之能使人神志聪明，能调节阴阳，使阳气壮、脑髓得充，有宁心安神、明目聪耳、醒脑益智、健脑益聪的功效。选百会、四神聪二穴醒神开窍，通调诸脉，具有百脉朝宗之功效。心俞出自《灵枢·背腧》，足太阳膀胱经穴，为心之背俞穴，是心气转输、转注之穴。心为五脏六腑之大主，精神之所舍。心俞具有养心宁神、调理气血的作用，为治心病之要穴。譩譆出自《素问·骨空论》，太阳膀胱经穴，譩者欢也，譆者心悦也，譩譆是治疗情感障碍的常用穴。《会元针灸学》记载："通里者，由手少阴络，通于手太阳也。与手厥阴邻里相通。手少阴心之络脉会于此。支走其络，连络厥阴、太阳，故名通里。"哑门为督脉与阳维脉的交会穴，"哑门者，为发音之门……故名"。通里和哑门共用以填髓通督、健脑益智、通窍增音，是治疗小儿吐字欠清、无语言或仅能片言只语的特效穴。照海是足少阴肾经穴，为八脉交会穴之一，通于阴跷脉，功可滋补肝肾。通里为心经络穴，可调补心气心血，与照海相配，使水火相济，心肾相交。心主血脉、藏神，肾主骨生髓，脑为髓海，故补之以心经原穴神门与肾经原穴太溪。诸穴合用，共奏补益心肾、健脑益智之功。

第八节 痿 证

医案

吴某，男，11岁。

就诊时间：1990年8月。

主诉：晨起及中午腿软1年余。

现病史：患者于1年多前出现腿软，甚至跪下，晨起及中午刚过时发作，过了未时自然缓解，行走如常人，因理化检查无异常，无法明确诊断，未予药物治疗，后逐渐加重。刻下症：晨起、午后腿软，未时后自然缓解，如常人。形体偏瘦，面色少华，纳差，便溏。舌胖，苔白。

诊断：痿证（待查）。

审因：寒湿伤及脾阳。

辨证：脾虚湿阻。

治法：健脾化湿。

处方：

法半夏 6g	苍术 30g	大枣 10g	当归 10g
白芍 6g	龙眼肉 5g	生晒参 3g	茯苓 10g
白术 10g	黄精 10g	白豆蔻 3g	佛手 10g
党参 10g			

疗效：服上方1个月余，病症痊愈。

按语：西医学多诊断明确方可治疗，当理化检查未见异常的时候，往往无从下手。该病例症状明确，但西医无法诊断，更无药可用。中医认为：脾居中焦，与胃相表里，开窍于口，在体合肉，主四肢，其华在唇。晨起为阳气刚刚升腾，午时为阳气至盛，阳为湿遏，火不生土，故而发作。脾失健运，则形体消瘦、面色少华；寒湿困阻，故而纳差、便溏；舌脉亦符合脾虚湿阻的特点。临床观察发现，膝关节病变多与脾相关。

治疗以归脾汤为基础。方中半夏辛温而燥，燥湿化痰，为治疗湿痰之主药；苍术、白豆蔻善于燥脾湿、健脾气；人参甘温补气，为补益脾胃之要药；党参补脾养胃，健运中气，鼓舞清阳；黄精为补脾之佳品；龙眼肉甘温味浓，补益心脾；白术甘温入脾，补气健脾，助人参益气补脾之力；当归、大枣甘辛微温，滋养营血，助龙眼肉养血补心之功；茯苓性甘淡而兼入脾经，健脾渗湿，禅湿去脾运，痰无由生；佛手疏肝理气，使全方补而不碍胃；白芍甘酸入肝，补血柔肝，配白术补脾疏肝。诸药配伍，健脾燥湿，益气复原。

第九节　瘾　疹

医案

曾某，男，8岁。

就诊时间：1989 年 10 月。

主诉：皮肤间断出现瘙痒性团块 2 年余。

现病史：患儿于 2 年多前皮肤出现红色风团，时隐时现，伴瘙痒，每月发作数次，需激素治疗，症状短暂改善。现家长为求停用激素，彻底治愈，寻求中医治疗。刻下症：皮肤出现大小不等、形态不一的风团，色泽鲜红，泛发全身，每月数次发作，自觉剧痒，搔抓后随手起条索状风团，消退后不留任何痕迹。面色少华，神疲乏力，易外感，偶有咳嗽。舌淡，苔白。

诊断：瘾疹（荨麻疹）。

审因：气虚邪恋。

辨证：肺气虚。

治法：补气祛邪。

处方：

黄芪 10g	防风 5g	荆芥 5g	白前 6g
杏仁 5g	紫苏叶 3g	桔梗 3g	白术 5g
紫菀 10g	百部 10g	蝉蜕 3g	当归 5g

疗效：服 1 剂后皮疹消退，数日未发，1 个月后为巩固治疗再服 1 剂。2 年后其父专程前来，诉既往该患儿服药后间隔 1 个月左右必然复发，而此次治疗 2 年后从未发作，故而特意道谢。

按语：西医学认为引起荨麻疹的原因很多，如药物、食物、吸入性过敏原、感染、蚊虫叮咬、内脏疾患、精神因素、物理因素、遗传因素等。个人认为过敏原系外因，而自身禀赋不耐才是诱发瘾疹的根本，单纯抗过敏、激素治疗只是治标。通过多年的临床观察，此类患儿多系体质偏寒，血常规提示嗜酸性粒细胞偏高，究其原因，常为"形寒饮冷则伤肺"。过食酸冷，感受风寒，则损伤肺气，卫外不固。治以祛风散寒、益气固表，以玉屏风散合止嗽散加减为用：黄芪益气固表；白术健脾益气，助黄芪以加强益气固表之功；防风走表祛风并御风邪，固表不留邪，祛邪不伤正；紫菀、白前、百部止咳化痰；桔梗、杏仁宣肺止咳；荆芥、紫苏叶祛风解表，蝉蜕疏风止痒，再以当归养血活血，即"治风先治血"之意。诸药共奏补肺益气、宣肺止咳、祛风止痒之效。

第十二章　骨科病证

第一节　项　痹

医案 1

王某，女，35 岁。

就诊时间：2010 年 8 月 18 日。

主诉：头痛 20 年。

现病史：患者于 20 年前无明显诱因出现头痛，曾于当地医院就诊，诊断为神经性头痛，经多方治疗无效。刻下症：头痛，呈持续性疼痛，疼痛较剧，需服用止痛片缓解。时有胸闷，胸背部疼痛，入睡困难，醒后难再入睡。纳可，二便调。月经周期尚可，量少。舌质暗，苔薄，脉弦。

理化检查：经颅多普勒超声：未见明显异常。头颅核磁：未见明显异常。颈椎 X 线片：$C_{4\sim5}$、$C_{5\sim6}$、$C_{6\sim7}$ 椎间盘突出。

诊断：头痛、项痹（颈椎病）。

审因：劳损。

辨证：气滞血瘀。

治法：行气活血，通经止痛。

取穴：颈部督脉、大椎、风池、脾俞、肾俞、列缺、养老、水泉、太溪、昆仑、悬钟。

操作：颈部督脉火针（由大椎向上，至 $C_{1\sim2}$ 椎间隙），余穴毫针刺，留针 30 分钟。

医嘱：忌酸冷。

疗效：治疗 1 次后头痛明显缓解，治疗 3 次后头痛基本消失。

医案 2

阿某，女，52 岁。

就诊时间：2010 年 6 月 15 日。

主诉：头晕 2 个月。

现病史：患者于 2 个月前曾因头晕于医院住院治疗，检查发现血压高、血脂高，经治疗效不显。刻下症：头晕时作，偶有颈肩部不适、手指麻木，眠差，入睡困难，纳可，二便尚调。平素血压（145～160)/(90～100）mmHg，常有波动。余无明显不适。舌暗红，苔白，脉弦滑。

既往史：高血压、高脂血症。

理化检查：经颅多普勒超声：脑动脉硬化。颈椎 X 线片：颈椎病。

诊断：项痹（颈椎病、高血压、高脂血症、失眠）。

审因：劳损、内伤。

辨证：痰浊困阻。

治法：化痰通络。

取穴：颈部阿是穴、大椎、风池、列缺、养老、肾俞、脾俞、肝俞、昆仑、太溪、水泉、悬钟。

操作：颈部阿是穴火针，余穴毫针刺，留针 30 分钟。

疗效：针灸 2 次后，患者头晕改善，睡眠好转，血压尚不稳定；连续治疗 10 次后，睡眠已恢复正常，其余症状明显好转，血压基本平稳，自测血压（120～135)/(85～90) mmHg。

按语：颈椎病又称颈椎综合征，是一种以退行性病理改变为基础的疾患。该病主要由于颈椎长期劳损、骨质增生，或椎间盘脱出、韧带增厚，致使颈椎脊髓、神经根或椎动脉受压，出现一系列的功能障碍，可见肢体麻木、头晕头痛、颈部疼痛、心慌气短等各种症状。

中医学关于颈椎病的论述散见于"痹证""痿证""头痛""眩晕""项肩痛"中。其病因病机多为风、寒、湿邪内侵；情志不遂，肝郁不舒，气滞血瘀；饮食不节，劳伤心脾，健运失司，气血虚弱，痰湿内停；高龄、房劳等原因造成肝肾不足，均可致气血不畅，筋脉阻滞，肌肉、关节失养，形成本病。

硬膜囊是保护脊髓的一种组织，包绕中枢神经系统外的一层硬膜分为硬脊膜和硬脑膜，硬膜所构成的囊状结构称为硬膜囊。而当椎间盘突出时，硬膜囊受到压力变形，椎间盘与硬膜囊间的脂肪层被扒移而不对称或消失，这是椎间盘突出的早期征象。当突出较大时，硬膜囊显著变形，并缩小呈新月形裂隙的时候，就是硬膜囊受压。当颈部出现硬膜囊受压时，会产生剧烈的头痛。

部分颈椎病虽以头痛、头晕为主诉，但考虑其头痛原因为颈部椎间盘突出而压迫硬膜囊所致，头晕因颈椎影响脑供血所致，根据治病求本的原则，故而按照颈椎病治疗。

治疗时取阿是穴以疏通局部气血。大椎乃颈项之门户，为督脉与手足三阳经的交会穴，督脉为"阳脉之海"，总领诸阳经，气血经络由此而过，针刺大椎穴可振奋督脉之阳气，使气旺血行，从而改善颈项部的血液循环，缓解局部神经血管压迫。养老，属手太阳经郄穴，顾名思义"老有所养"，凡退行性病变均可酌情加用。《针灸甲乙经》云："肩痛欲折，臑如拔，手不能自上下，养老主之。"说明养老有活血通络的作用。悬钟为八会穴之髓会穴，有补髓壮骨、通经活络的作用。水泉为肾经之郄穴，有清热利水、活血通经之效。临床观察发现很多颈腰椎病患者的水泉穴会出现异常敏感的现象，故而考虑以其治疗颈腰椎病。太溪为肾之原穴、输穴，有滋阴壮阳之效，又为四大补穴之一。肾俞系肾之背俞穴，有补肾纳气、助阳气化、固精强腰、明目聪耳之效，肾主骨生髓，常可用太溪配合水泉、肾俞治疗骨骼系统病变。脾俞乃脾之背俞穴，为治脾疾之要穴，颈椎病患者常表现有眩晕，又常伴有消化功能异常，故而考虑与脾的功能失常有关，取脾俞以健脾利湿、清利头目。"诸风掉眩，皆属于肝"，取肝俞理气定眩。列缺为络穴，八脉交会穴，《针灸大成》云"头项寻列缺"。风池是手足少阳、阳维之交会穴，为治风之要穴，可疏风通络，开窍醒神，柔筋解痉。昆仑为肾经经穴，有缓解痉挛、解表截疟之效，可治颈项不舒。

第二节 漏肩风

医案

杨某，女，49岁。

就诊时间：2019年4月17日。

主诉：左肩疼痛伴活动受限3个月。

现病史：患者于3个月前出现左肩疼痛，抬举不便，逐渐加重，于骨科就诊，查肩部X线片示肩周炎，予推拿手法治疗，略有改善。刻下症：左肩部疼痛，活动受限，侧举<30°，遇寒加重。平素畏寒，颈项部僵硬，时有手指胀痛。纳眠可，二便调。舌淡，苔薄白，脉缓。

诊断：漏肩风（肩关节周围炎）。

审因：年近五旬，关节劳损。

辨证：正气不足，寒湿痹阻。

治法：祛风散寒，通络止痛。

取穴：中脘、天枢、养老、合谷、条口、解溪、太溪、水泉。

操作：毫针刺，以得气为度。

2019年4月24日二诊：肩部疼痛明显减轻，侧举约90°，继以前法治疗。

疗效：3次而病证痊愈。

按语：条口为足阳明胃经穴，最早见于《针灸甲乙经》。足阳明多气多血，如其平调，内外得养，五脏皆安。故刺条口穴能鼓舞脾胃中焦之气，令其透达四肢，濡筋骨，利关节，祛除留着的风寒湿邪，使滞涩的筋脉畅通；解溪为胃经经穴，解表散寒，舒筋利节。二者为"上病下取"的原则。手太阳小肠经"出肩解，绕肩胛，交肩上……其支者，从缺盆，循颈……"，循行于项部及肩部，养老穴为手太阳小肠经郄穴，郄穴对本经脉的急性、发作性病证有较好的止痛作用，故取养老穴以疏调太阳经气，解痉止痛。合谷为手阳明大肠经之原穴，其经络走行经过肩外、前、后侧及附近区域，具有祛风解表、通络镇痛之功，《席弘赋》云"手连肩脊痛难忍，合谷针时要太冲"。阳明经多气多血，合谷与解溪同用，可濡润宗筋、通利关节。肾主骨生髓，取肾经原穴与郄穴，即太溪同水泉，补肾健骨，活血通络。中脘补中益气，天枢调畅气机，二者合用，为疏导三焦、健脾助运的常用穴。

第三节 肩关节扭伤

医案

张某，女，52 岁。

就诊时间：2010 年 5 月 10 日。

主诉：右肩关节疼痛，活动受限半年。

现病史：半年前因外伤导致右肩关节脱位，经复位治疗后遗留右肩关节疼痛，活动受限，经西医治疗无效，遂来就诊。刻下症：右肩关节疼痛，伴有上举、外展、后伸困难。纳可，眠安，二便调。舌暗红，苔黄腻，脉滑。

诊断：肩关节扭伤。

审因：外伤。

辨证：筋脉受损，气血瘀滞。

治法：通经活络，调气和血，止痛。

取穴：肩髃、肩髎、臑俞、肩前、外关、养老、合谷、条口。

操作：患侧肩髃、肩髎、臑俞、肩前火针；健侧肩髃、肩髎、臑俞、肩前及其余穴位毫针刺之；以长针深刺条口，以达到条口透承山的目的。留针 30 分钟。

疗效：治疗 1 次后患者即感疼痛明显减轻，肩关节活动受限亦有改善。以上法治疗 5 次后，疼痛基本消失，活动幅度明显增大。

按语：该患者因外伤导致筋脉扭伤，经络不通，气血瘀滞。治疗相应采取调气和血、通经止痛之法。病在肩关节，应用近部取穴法，当取局部的肩髃、肩髎、臑俞、肩前以通经络。条口是足阳明胃经穴，更是治疗肩关节疼痛的特效穴，且阳明经多气多血，针刺胃经腧穴有利于通调经络。又足阳明经别合于手阳明大肠经，足阳明经筋从鼻旁合于足太阳经筋，足太阳经筋结于肩，其病为肩不举。故条口透承山，一穴通两经——多气多血的胃经和主病为肩不举的足太阳经筋，共奏通经止痛之效。外关为手少阳三焦经之络穴，八脉交会穴之一，通阳维脉，有解表通经之效，善治上肢痹证、肩背疼痛。阳经郄穴主治疼痛，手太阳经出肩解、绕肩胛、交肩上，故取之郄穴养老以通经活络、舒筋止痛。合谷为手阳明大肠经之原穴，又为四关穴之一，司上半身开关，善治上半身疾患。

治疗因扭伤导致的病变当以缪刺法为主。《素问·缪刺论》指出："邪客于经，左盛则右病，右盛则左病，亦有移易者，左痛未已而右脉先病，如此者，必巨刺之，必中其经，非络脉也。故络脉者，其痛与经脉缪处，故命曰缪刺。"

第四节　腰椎病

医案 1

黎某，女，70 岁。

就诊时间：1996 年 9 月 13 日。

主诉：右腰腿痛半年，加重 2 个月。

现病史：患者于半年前无明显诱因出现右腰腿痛，曾去骨科治疗，症情有好转，近 2 个月疼痛逐渐加重。刻下症：腰腿疼痛，以右侧为主，向右下肢放射，活动障碍，不能下蹲，夜尿多，纳可，寐安，大便调。脉沉细。

既往史：腰痛腿肿。

药敏史：磺胺类、青霉素。

诊断：腰腿痛（坐骨神经痛）。

审因：生理性退变。

辨证：肾虚失养。

治法：补肾壮骨，通络止痛。

取穴：肾俞、命门、夹脊、秩边、环跳、风市、悬钟、太溪、阿是穴。

操作：毫针刺，以得气为度。

疗效：治疗 15 次后，症状基本消失。

按语：命指生命，门指门户，命门在第 2 腰椎棘突下，两肾俞之间，当肾间动气处，为元气之根本、生命之门户，故而得名，具有补肾强阳、舒筋活络的功用；秩边为足太阳膀胱经腧穴，舒筋通络，强健腰膝，《针灸甲乙经》云"腰痛能寒，俯仰急难，阴痛下重，不得小便，秩边主之"；环跳是足太阳膀胱经和足少阳胆经的交会穴，足太阳经分布于腰、臀和下肢的后面，足少阳胆经分布于髋部和下肢的外侧部，足太阳和足少阳经筋结于踝、膝、腘、臀和骶部，环跳穴位于髋部，为下肢运动之枢纽，所以环跳是治疗腰腿痛、下肢不遂的主穴；悬钟是足少阳胆经穴，少阳经"主骨所生病"，骨与髓同源，骨赖髓以滋养；风市，祛风湿，通经络，善治下肢痿痹；太溪补肾健骨；阿是穴通调局部气血；夹脊穴属经外奇穴，善治腰腿疼痛。

医案 2

王某，女，62 岁。

就诊时间：1996 年 9 月 19 日。

主诉：双小腿抽筋半日。

现病史：患者既往有下肢疼痛的病史，今日晨起穿着单薄，感受风寒后出现双小腿抽筋，余无明显不适。纳可，寐安，二便调。舌暗红，苔白，稍黄腻，脉左关弦，右稍浮。

理化检查：心电图示大致正常。

既往史：高血压 5 年。

诊断：腰腿痛（腰椎间盘突出）。

审因：积损正衰。

辨证：风寒痹阻，气血不通。

治法：祛风散寒，通络宣痹。

取穴：昆仑、承山、太冲、风市、阿是穴。

操作：局部火针，余穴毫针刺，留针 30 分钟。

疗效：治疗 10 次后，症状消失。

按语：昆仑为足太阳膀胱经的经穴，祛风通络，舒筋健腰，膀胱经循行于头部、项部、背部、腰部及股、踹、外踝等部位，经筋结于踵。跟、踹、股、臀、腰、项、头部，按"经脉所行，主治所及"之理取穴，《针灸甲乙经》云"痉，脊强，头眩痛，脚如结，腨如裂，昆仑主之"。承山在腓肠肌两肌腹之交界处，承筋穴下，承筋为山巅则此穴为山谷，有承山巅气势下行之意，具有舒筋解痉、强健腰膝的作用。市指市集、集聚，风市即风邪游行聚集之处，故风市穴为祛风要穴，刺之可祛风化湿、疏通经络，治疗外风所致之下肢痿痹。肝为风木之脏，内寄相火，其气主升主动，且肝主筋，取其原穴太冲以息风舒筋。"阿是"之称始见于唐代孙思邈的《备急千金要方》："有阿是之法，言人有病痛，即令捏其上，若里当其处，不问孔穴，即得便快成（或）痛处，即云阿是，灸刺皆验，故曰阿是穴也。"阿是穴是指以病痛局部或与病痛有关的压痛（敏感）点作为腧穴，它不仅适用于一切痛证，而且对某些内部脏器的疾患也有较好的疗效，又在一定程度上反映了机体的功能障碍。在这个意义上，阿是穴是疾病的反应点，同时也是治疗时最佳的刺激点。

医案 3

王某，女，70 岁，马来西亚人。

就诊时间：2010 年 3 月 24 日。

主诉：腰腿疼痛半年。

现病史：患者于半年前出现腰腿疼痛，行动困难，国内外多方求治，均未见效，遂来我科就诊。刻下症：腰腿疼痛，活动障碍，行走不利，需人搀扶。纳眠尚可，二便调。舌质略暗，苔白，脉弦。

既往史：冠心病。

理化检查：腰部 X 线片示腰椎退行性变。

诊断：腰痹（腰椎退行性变、关节痛、冠心病）。

审因：内虚外感。

辨证：肾虚风寒，经络不畅。

治法：补肾祛风，疏通经络。

取穴：局部阿是穴、肾俞、夹脊穴、太溪、水泉、昆仑、阳辅、委中。

操作：局部阿是穴火针；余穴毫针刺，留针 30 分钟。

疗效：治疗 1 个月后症情基本缓解，满意回国。

按语：《灵枢·经筋》所载十二经筋的各种痹证，其治疗总则是"以痛为腧"，这种方法应被视为阿是之法的最早记载。发展至今，所谓"压痛点""敏感点""扳机点"等，皆属经络切诊之法，均属奇穴范畴，这种取穴方法常可收到比固定穴更为明显的效果。夹脊穴位于膀胱经与督脉之间，配合局部取穴，可疏通局部血液循环，舒筋活络止痛。太者大也，溪指山间之流水，太溪为足少阴之原、气血所注之处，足少阴脉气出于涌泉，流经然谷，至此聚留而成大溪，故以为名，肾主骨生髓，故太溪具有补肾健骨的功效。肾俞补肾健腰。水泉为肾经郄穴，可调其气血。昆仑为膀胱经的经穴，散寒通络。阳辅为胆经的经穴，具有祛寒通络的作用。太阳经脉从腰中下夹脊贯骶，过髀枢，入腘中，根据"经脉所通，主治所及"的原理，委中可治腰痛，故前人有"腰背委中求"之说。

医案 4

叶某，男，64 岁。

就诊时间：2010 年 4 月 24 日。

主诉：左膝关节疼痛伴活动受限 2 周。

现病史：患者于 2 周前无明显诱因突发左膝关节疼痛，以腘窝部为主，疼痛剧烈，活动受限，屈膝困难，同时伴有腰痛，于我院骨科就诊，建议住院，行膝关节手术治疗。因患者暂时无法实施手术，遂来针灸科就诊。刻下症：腰膝疼痛，行动困难，呈痛苦面容，余无明显不适。查体：膝关节外侧有明显压痛点，且痛处拒按，腰椎活动度尚可。

理化检查：腰椎 X 线片示 $L_{4\sim5}$ 椎间盘退行性变。

诊断：腰痹（关节痛、腰椎退行性变、腰椎间盘突出）。

审因：年老体衰。

辨证：劳伤肾府，气血瘀滞，经脉不畅。

治法：补肾通脉，理气活血，疏调经脉。

取穴：阿是穴、太溪、阳辅、昆仑、委中、肾俞。

操作：膝关节局部阿是穴以火针放血，余穴以毫针刺，得气为度。

2010 年 4 月 26 日二诊：针刺后患者疼痛减轻，行动不便较前改善，愿意放弃手术，接受针灸治疗。

取穴：承山、太溪、志室、大肠俞、阿是穴、腰部督脉。

操作：阿是穴、腰部督脉以火针点刺，余穴以毫针刺，得气为度。

疗效：日胜一日，共针治 18 次，患者疼痛明显减轻，膝关节活动基本恢复，已可较自如地行走。

按语：腰痛的基本病机不外乎筋脉痹阻，腰府失养。该患者年逾六旬，追问病史诉平素喜好运动，每日坚持长距离步行，运动量较大，故而考虑劳损导致劳伤肾府，瘀血阻滞，经脉痹阻，不通则痛，遂采取活血化瘀、理气通络止痛之法。

《素问·刺腰痛》认为腰痛主要属于足六经之病。足太阳膀胱经夹脊，抵腰中；其支者，从腰中下夹脊贯臀，入腘中。故以足太阳膀胱经为主，取肾俞、志室、承山、委中、昆仑、大肠俞，配足少阴肾经之太溪，足少阳胆经之阳辅。

肾俞是肾之背俞穴，为肾脏之气输注之处，有益肾气、强腰脊、壮元阳之效；志室，穴在肾俞两旁，应肾，为肾气留注之所，有益肾固精、强志利水之效；承山、昆仑舒筋止痛；委中为足太阳经合穴，合穴如江河水流汇入湖海，经气最为旺盛，调节气血的作用较强，委中又为血之郄穴，理血宣痹，善治腰腿疼痛；太溪乃肾经原穴、输穴，滋阴壮阳；阳辅为足少阳之经穴，具疏通经络之效；大肠俞可祛风散寒、通络止痛，是治疗腰腿痛的重要腧穴。诸穴相伍，再加之局部火针，可温通经脉，引邪外出，使经络通畅、气血调和，诸疾自愈。

第五节　腱鞘囊肿

医案

刘某，男，23岁。

就诊时间：1996年11月1日。

主诉：左手掌外面正中腱鞘囊肿3年。

现病史：患者于3年前因劳累损伤引起左手掌外面正中腱鞘囊肿，当时并未在意，10天前感觉影响腕部活动，遂来就诊。刻下症：左手掌外侧可见一个半球形隆起，肿物突出皮肤，表面光滑，皮色不变，触之有囊性感，与皮肤不相连，周围边界清楚，基底固定，轻微压痛，余无明显不适。

诊断：筋结（腱鞘囊肿）。

审因：劳损。

辨证：痰瘀阻络。

治法：舒筋活络，化痰散结。

取穴：外关、阳池、右手相应区。

操作：局部以火针围刺，余穴以毫针刺，留针 30 分钟。

疗效：治疗 5 次，腱鞘囊肿临床告愈。

按语：腱鞘囊肿是发生在关节或腱鞘内的囊性肿物，内含有无色透明或微呈白色、淡黄色的浓稠冻状黏液。该病古称"腕筋结""腕筋瘤""筋聚""筋结"等。该病任何年龄均可发病，以青壮年和中年多见，女性多于男性。其临床表现为局部可见 1 个半球形隆起，肿物突出皮肤，表面光滑，皮色不变，触之有囊性感，不与皮肤粘连，日久囊液充满囊壁纤维化而变硬，一般无明显自觉症状，偶有轻微疼痛或压痛。

本病多因过度劳累，外伤筋脉，以致痰凝筋脉，积久则成囊肿。火针可以穿透囊壁，使黏液流出，且不会引起感染。因为火针具有温通的特性，胶瘤为湿聚成痰，火针令其经络通、气血行，可攻散凝滞之痰湿；火针还可以温阳化气，疏利气机，运行津液，驱邪外出。

《医经理解》云："手背为阳，腕骨之上有如池焉，故谓阳池。"阳池为手少阳三焦经之原穴，具有舒筋通络的功用。《铜人腧穴针灸图经》云其主"手腕捉物不得，肩背痛不得举"，《类经图翼》云"神农经云：治手腕疼无力，不能上举至头，可灸七壮"，属于腧穴的近治作用。外关为三焦经络穴，通阳维脉，联络诸阳经，通经活络。

第六节 外伤后遗症

医案 1

叶某，女，32 岁。

就诊时间：1988 年 11 月。

主诉：周身青肿伴神志不清 1 小时。

现病史：患者于 1 小时前被多人围攻打伤，周身青紫肿胀，神情淡漠，抬入诊室。

诊断：多发性软组织挫伤。

审因：踢打损伤。

辨证：气滞血瘀。

治法：行气活血，通络疗伤。

处方：

生地黄 15g　　制草乌 6g　　制没药 10g　　血竭 6g

桃仁 10g　　　红花 6g　　　地骨皮 10g　　川芎 10g

当归 15g　　　赤芍 15g　　　羌活 6g　　　青木香 5g

白芷 10g　　　苏木 6g

水与米酒对半煎服。

疗效：1 剂青肿大部分消退，神清；2 剂全消；3 剂痊愈。

按语：生地黄凉血止血，尤宜新伤，《神农本草经》云"主折跌绝筋，伤中，逐血痹，填骨髓，长肌肉，作汤除寒热积聚，除痹。生者尤良"；草乌温经止痛，是治疗跌打损伤、骨折瘀肿疼痛的常用药；没药活血止痛，消肿生肌，与乳香相比，没药更偏于散血行瘀；血竭入血分而散血止痛；当归活血通络而不伤血；赤芍苦寒入肝经血分，有活血散瘀止痛之功，与川芎、桃仁、红花共同活血祛瘀；地骨皮甘寒入血分，凉血止血；羌活发散走表；青木香行气止痛；白芷消肿止痛；苏木味辛能散，咸入血分，活血散瘀，消肿止痛，《日华子本草》言其治"扑损瘀血"。诸药合用，活血疗伤，祛瘀通络。

该患者系被数人围打所致全身瘀青，所见之处全无正常肤色，病情之重可想而知。该案亦是第一次独立使用祖传伤科救治患者，疗效显著。

医案 2

陈某，女，75 岁。

就诊时间：1990 年 10 月。

主诉：右胁下堵闷 30 年。

现病史：患者于 30 年前跌倒后摔伤右胁肋部，一直自觉堵闷，几经治疗未效。刻下症：右胁下堵闷，呼吸时隐痛，自觉如石压抑，纳少，眠可。舌暗，边紫暗，苔薄白，脉弦细涩。

诊断：右胁跌伤。

审因：外伤。

辨证：肝郁气滞。

治法：疏肝理气，活血通络。

处方：

郁金 20g	川楝子 6g	青皮 6g	青木香 5g
川芎 10g	柴胡 3g	赤芍 10g	生地黄 10g
三七 5g	香附 10g	制乳香 8g	制没药 8g
红花 6g	当归 10g	牡丹皮 15g	

疗效：3剂而症情痊愈。

按语：胁痛是指以一侧或两侧胁肋部疼痛为主要表现的病证，是临床上比较多见的一种自觉症状。胁，指侧胸部，为腋以下至第 12 肋骨部的总称。如《医宗金鉴》言："其两侧自腋而下，至肋骨之尽处，统名曰胁。"有关胁痛的记载，最早见于《黄帝内经》，该著作明确指出了本病的发生主要与肝胆病变相关。如《灵枢·五邪》云："邪在肝，则两胁中痛……恶血在内……""痛则不通"，故其治疗以疏肝和络为主，结合外伤病史，加以行气活血。

郁金味辛，能散能行，既能活血散瘀，又能行气解郁以止痛；川楝子入厥阴气分，以助川楝子行气疏肝之力；木香理气止痛，青皮疏肝行气，二者合用，加强了行气之功；柴胡苦辛微寒，归经肝胆，功善条达肝气而疏郁结；香附苦辛而平，专入肝经，长于疏肝理气，并有良好的止痛作用；川芎味辛气雄，入肝胆经，能行气血，疏肝开郁，止胁痛，与香附相合，共助柴胡以解肝经之郁滞，而增行气止痛之效；当归、赤芍、红花、三七活血化瘀；生地黄凉血清热，合当归又能养血润燥，使瘀去新生；乳香、没药相须为用，活血止痛，是治疗伤科的常用组合；牡丹皮辛行而散，入血分而活血化瘀。诸药相合，共奏疏肝理气、活血止痛之功。

患者自述药后右胁下药力推荡作响，越发轻松，30 年的疾患，3 剂而愈，不胜感激。

医案 3

唐某，女，48 岁。

就诊时间：1996 年 3 月 24 日。

主诉：右眼不能外视、口唇右㖞 100 天。

现病史：患者于 100 天前行左眼脓肿引流术后，出现右上半身不遂，后右上肢恢复正常，右眼不能外视、口唇右㖞持续至今，伴有流涎，左牙痛，有时头痛，前额明显，口臭，耳聋耳鸣，言语不清，大便干，尿频尿急，口干鼻干，腰痛，纳可，夜寐多梦。舌质红，苔腻黄厚，张口不便。切诊右＞左，左脉细，右命脉涩，上之上脉可及，左脉沉取难及，心、肺、肾脉较乱。

既往史：鼻咽癌。

诊断：面瘫（引流术造成的损伤）。

审因：创伤。

辨证：阴虚阳亢，瘀阻脉络。

治法：育阴潜阳，活血通络。

处方：

玉竹 30g	北沙参 10g	佩兰 8g	甘草 6g
地骨皮 8g	枸杞子 10g	天冬 10g	玄参 5g
僵蚕 8g	土鳖虫 5g	生地黄 10g	连翘 6g
丝瓜络 10g	杭菊花 10g		

取穴：百会、听宫、瞳子髎、下关、地仓、太渊、合谷、足三里、三阴交、太溪、太冲、申脉。

操作：毫针刺，留针 30 分钟。

1996 年 3 月 28 日二诊：经治疗后，患者症状有所好转，现觉口臭明显。

处方：

百合 10g	北沙参 10g	连翘 10g	鱼腥草 20g
佩兰 10g	玉竹 15g	丝瓜络 10g	杭菊花 10g
生地黄 10g	地骨皮 10g	土鳖虫 5g	甘草 6g
枸杞子 10g			

1996 年 4 月 8 日三诊：药后患者口角㖞斜好转，近日出现咳嗽、痰少。

处方：

| 百合 10g | 北沙参 10g | 连翘 10g | 鱼腥草 20g |
| 玄参 10g | 玉竹 15g | 丝瓜络 10g | 生地黄 10g |

地骨皮 10g　土鳖虫 5g　　枸杞子 10g　甘草 6g

百部 15g　　川贝母 10g　佩兰 10g　　黄芩 10g

1996 年 4 月 12 日四诊：药后患者口臭减轻，尿频减轻，口喝不明显，仍口干，口渴，右眼外视障碍，牙痛，腰痛不明显，药后矢气多。

处方：

玄参 10g　　佩兰 10g　　丝瓜络 10g　玉竹 15g

鱼腥草 20g　土鳖虫 5g　　枸杞子 10g　天冬 10g

川贝母 10g　白薇 15g　　甘草 6g　　　百部 15g

1996 年 4 月 18 日五诊：药后患者症情减轻，稍有咳嗽。

处方：

玄参 10g　　佩兰 10g　　丝瓜络 10g　玉竹 15g

鱼腥草 20g　土鳖虫 5g　　枸杞子 10g　天冬 10g

川贝母 10g　白薇 15g　　甘草 6g　　　百部 15g

桔梗 6g　　　前胡 10g

疗效：治疗 3 个月，患者症情基本缓解。

按语：该案治以活血化瘀，兼以调理阴虚。

医案 4

张某，男，29 岁。

就诊时间：1996 年 9 月 9 日。

主诉：两肩酸麻疼痛 5 年。

现病史：患者于 5 年前因重物打在第 2 至第 4 胸椎上，出现局部酸痛，经多方治疗，效果不显。刻下症：双肩疼痛，不能干重活，伴有健忘。舌淡红，苔白稍腻，脉左寸涩，右寸细涩，余弦。

理化检查：X 线片示颈椎病。

诊断：痹证（外伤后遗症）。

审因：外伤。

辨证：外伤瘀阻。

治法：活血通督，振阳止痛。

取穴：膻中、第 3 椎下、至阳、大椎、大杼、支正、腕骨、后溪、气海、至阴、通里、神门。

操作：膻中、第 3 椎下拔罐；余穴以毫针刺，得气为度。

疗效：30 次痊愈。

按语：大杼位于第 1 胸椎棘突下旁开 1.5 寸处，《孔穴命名的浅说》曰："第一椎之骨称杼骨，穴当杼骨旁边而得名。"而杼骨为人体之支柱，正如《针灸大成》所说："肩能负重，以骨会大杼也。"大杼可用于骨病的治疗。背为阳，横膈以下为阳中之阴，横膈以上为阳中之阳，故名穴处为至阳，《针灸甲乙经》云"寒热懈懒，淫泺胫酸，四肢重痛，少气难言，至阳主之"。大椎亦属督脉，位于第 7 颈椎棘突下凹陷处。支正手太阳之络，《针灸甲乙经》云："振寒，寒热，颈项肿，实则肘挛，头项痛，狂易，虚则生疣，小者痂疥，支正主之。"腕骨为手太阳经原穴，小肠经上循臑外后廉，出肩解，绕肩胛，交肩上，《针灸资生经》云："腕骨、天宗主肩臂痛。"通指通路，里指表里，通里为手少阴之络，心与小肠相表里，其络从本穴分出，走向手太阳经。后溪通督脉，督脉循脊柱向上，至项后上头顶；其络于足太阳经会合，《灵枢·杂病》曰"项痛不可以俯仰，刺足太阳；不可以顾，刺手太阳也"，故取后溪宣畅太阳经脉壅滞。足太阳经井穴至阴，为足太阳脉气交接足少阴肾经之所在，可以调阴阳、理气机。《采艾编》云"气海，生气之海，凡百病以为主"，故以气海补气理气。神门为心经原穴，神经系统损伤恢复期多可选用。

医案 5

刘某，男，28 岁。

就诊时间：1996 年 9 月 24 日。

主诉：忧郁、健忘 4 年余，加重 1 年余。

现病史：患者于 1992 年因父亲去世、生意亏本、离婚等诸多精神创伤，情志抑郁忧伤，且先富后贫。刻下症：健忘，头眩发蒙，言语条理欠清，性格内向，纳可，寐安，胁痛，口渴喜饮，二便调。舌红，苔白腻，脉涩略数。

既往史：脑外伤。

诊断：郁证、失精（脑外伤后遗症）。

审因：心身创伤。

辨证：肝郁气滞。

治法：疏肝解郁，理气畅中。

取穴：百会、水沟、神门、通里、足三里、气海、丰隆、至阴、丘墟透照海、内关透间使。

操作：毫针刺，留针30分钟。

疗效：治疗3个月而症情痊愈。

按语：《素问·疏五过论》云："帝曰：凡未诊病者，必问尝贵后贱，虽不中邪，病从内生，名曰脱营；尝富后贫，名曰失精，五气留连，病有所并。"督脉入络脑，上贯心，脑为元神之府，心主神明，百会位于颠顶，汇聚诸阳经，故可治疗心神疾病。水沟开窍醒神，激发其阳气振作。神者神明之谓也，心者君主之官，神明出焉，神门为心经原穴，因其治神志病，又有人神出入门户之义。通里者，通即达，里有邑（家乡）的含义。通里为手少阴心经之络穴，手少阴自通里别出，通经上行还入心中，通里之名意指本穴之络脉通达本经，取其神昏返还之意象。足三里为足阳明胃经合穴，乃土中之土，补之可培土生金、健脾益肺，脾胃为后天之本，后天强壮，气血旺盛，则阴阳协调，且足阳明经别上通于心，故足三里又有宁心安神之功。胃经络穴丰隆，健脾化痰。气海理气益肾。至阴为阴阳交接之处，亦可交通心肾。丘墟为足少阳胆经之原穴，即胆经原气输注之穴，故治疗胆经病变有其特殊疗效。《难经·六十六难》提出："五脏六腑之有病者，皆取其原也。"丘墟透照海，以疏肝解郁、通经止痛。且胆为中正之官，决断出焉，故以丘墟正其神，唤其魂。内关是手厥阴心包经的络穴，和与其相表里的手少阳三焦经相联系，三焦作用于全身气化，内关又是八脉交会穴之一，通于阴维脉，阴维脉的功能是维络诸阴，它联系着足太阴、少阴和厥阴，并会于任脉，还与足阳明经脉相合，这些经脉都循行于胸脘、胁腹，故内关可理气散滞、通畅心脉、调理气机；且手厥阴心包经属心包，系心脏，心主血脉、主神明、主藏神，故内关可以治疗神志方面的病变，如《针灸甲乙经》云："心澹澹而善惊恐，心悲，内关主之。"

第七节　踝关节扭伤

医案

董某，男，32 岁。

就诊时间：2012 年 8 月 9 日。

主诉：右踝关节疼痛 4 个月。

现病史：患者于 4 个月前运动时右踝关节扭伤，于外院查 X 线片示右踝撕裂性骨折可能性大，经保守治疗，症情有所缓解。刻下症：仍感右踝关节肿胀，屈伸疼痛，余无明显不适。

体格检查：右踝关节肿胀。

辅助检查：血常规（－）。

诊断：踝关节扭伤。

审因：外伤。

辨证：气滞血瘀。

治法：行气活血，通络舒筋。

取穴：水泉、解溪、陷谷、丘墟、太冲、足临泣、阳陵泉。

操作：局部火针；解溪、陷谷、阳陵泉患侧毫针刺，余穴健侧毫针刺，以得气为度。

医嘱：忌碳酸饮料。

2012 年 8 月 10 日二诊：患者诉疼痛减轻，肿胀消退。继以前法治疗。

疗效：治疗 3 次，患者肿痛基本消失。

按语：水泉为足少阴之郄穴，跌打损伤取局部郄穴为主。肝主筋，太冲为肝之原穴，阳陵泉又为筋之会，取之以疗筋伤。丘指土丘，墟乃丘之大者，丘墟意喻足外踝，穴当外踝前下方，故而得名；解溪在足腕部，当系解鞋带之处，穴处两筋之间凹陷如溪谷之状处，故名解溪，其与丘墟属于局部取穴。陷谷为胃经输穴，足临泣为胆经输穴，均位于足背，"输主体重节痛"，故二穴具有舒筋活血、宣痹镇痛的作用。治疗外伤，多用缪刺法。

第八节 痿 证

医案

戴某，男，38 岁。

就诊时间：2002 年 6 月 21 日。

主诉：颈椎外伤后不完全性截瘫半年。

现病史：患者于 2001 年 1 月 4 日上午 10 点，因车祸造成颈部受伤，造成全身瘫痪，送医院后检查发现颈椎移位性创伤，诊断为截瘫。经手术治疗后，患者症情有所好转，后经多方医治，仍瘫痪在床。刻下症：全身瘫软，身形蜷缩，仅有伤前 2/3 大小，须人抬抱，表情淡漠；左手能拍打，右手稍能动，但手腕及手指不能动；左脚稍能动，右脚不能动；伴有呛咳频频，排尿困难，须拍打膀胱部才能排出，大便困难，左胸胁疼痛，右胁下疼痛，腰痛僵硬，不能起坐及翻身。舌红有瘀边，无苔，脉涩。

神经系统查体：神清，意识清，语利，返呛，双瞳孔等大等圆，对光反射正常，右侧肌张力低于左侧肌张力，右侧腱反射减退，左上肢从上到下分段肌力为 4、4、2、0 级，右上肢从上到下分段肌力为 2、2、0、0 级，左下肢从上到下分段肌力为 2、2、1、1 级，右下肢从上到下分段肌力为 0、0、0、0 级，左侧巴宾斯基征（＋），有时角弓反张，颈以下不同程度感觉障碍。

理化检查：颈椎 MRI：颈椎术后，脊髓颈段内可见低密度影。腰椎 CT：腰椎间盘突出。

既往史：高血脂；肝纤维化；胆囊结石；疝气及术后；心脏病；肺纹理增重。

诊断：痿证（颈椎段不完全性截瘫）。

审因：外伤。

辨证：经脉伤损，气滞血瘀。

治法：行气活血，续断疗伤，养阴益胃。

处方：

羌活 5g	荆芥 6g	玉竹 30g	郁金 10g
乳香 10g	没药 10g	苏木 6g	土鳖虫 10g
血竭 6g	草乌 6g	当归 10g	白芷 5g
川芎 6g	麝香 0.4g	生地黄 10g	红花 5g
酒大黄 10g			

用法：水和米酒各半煎，每日 1 剂，分 2 次服。

2002 年 6 月 23 日二诊：患者疼痛剧烈，抽搐明显。

处方：上方再加葛根 15g，西洋参 10g，威灵仙 10g，延胡索 10g。

2002 年 6 月 26 日三诊：患者疼痛较前缓解。继服前方，配合针灸。

取穴：①风府、天柱、大椎、大杼、养老、合谷、命门、肾俞、腰阳关、膀胱俞、委中、水泉、至阴。②曲池、合谷、后溪、中脘、天枢、关元、大赫、足三里、金门、大敦、太冲、丘墟。

操作：两组穴位每日交替针刺。

艾灸：关元、气海，每日2次。

疗效：前法综合治疗近1年，患者症情基本康复。

按语：截瘫是指因脊柱骨折致使脊髓损伤引起受累平面以下的双侧肢体瘫痪，患者一般有典型的脊柱骨折外伤史，于伤后立即发病，以下肢或上肢、一侧或双侧肢体筋脉弛缓，痿软无力，甚至肌肉萎缩、瘫痪为主症。

羌活辛苦性温，功可祛风散寒、胜湿止痛，不单治疗风湿痹痛，也可用于跌打损伤；荆芥辛温理气，可促进血行，从而使结肿消散，疼痛解除，故常用于治疗痈肿疮疡、跌打损伤；玉竹甘寒质润，入胃经，善于滋胃阴，润胃燥，生津止渴；郁金疏肝解郁，理气止痛；乳香与没药气味芳香，香能走窜而善行，故能活血散瘀血、行气通络，乳香长于行气活血，没药专于散血通络，一偏于气，一偏于血，二药合用，相得益彰；苏木味辛能散，咸入血分，故能活血散瘀、消肿止痛；土鳖虫活血祛瘀、续筋接骨，为伤科常用药物，尤多用于骨折筋伤、瘀血肿痛；血竭入血分，散瘀止痛，亦是伤科要药；草乌祛风胜湿、散寒止痛，临床上常用来治疗风湿痹痛及跌打损伤疼痛；当归甘补辛散，既能补血活血，又善止痛；红花活血化瘀，合川芎调血以柔肝；瘀积胁痛，治当以活血祛瘀为主，兼以疏肝理气通络，酒制大黄荡涤留瘀败血，引瘀血下行；白芷活血散结，消肿止痛，外科方中常用；生地黄清热养阴，使血得濡以成就诸活血之品的逐瘀之功，更借其滋补之效以兼顾已虚之躯；麝香辛香，开通走窜，可行血中之瘀滞，开经络之壅遏，具有活血通经之效，其作为伤科要药，善于活血祛瘀、消肿止痛，对跌仆肿痛、骨折扭挫，不论内服、外用均有效验，不但消肿止痛，而且能促进伤处组织与功能的恢复。

第十三章　五官科病证

第一节　耳　聋

医案

张某，女，27 岁。

就诊时间：2016 年 4 月 24 日。

主诉：一侧耳聋伴头晕 1 月余。

现病史：患者于 2016 年 3 月于匈牙利因脑膜炎住院治疗，予某抗生素（具体不详）、双氯芬酸钠、泮托拉唑等药物口服抗菌、对症治疗，后出现耳聋、头晕、头痛，伴行走痿软无力，当地医生建议回国针灸治疗。刻下症：一侧听力下降，一侧耳聋，时有头晕，无头痛，下肢乏力，余无明显不适。纳可，睡眠尚可。舌暗红，脉弦涩。

理化检查：血常规：白细胞计数 9.34×10^9/L，单核细胞百分比 5.1%，单核细胞绝对值 0.47×10^9/L，嗜酸性粒细胞百分比 1.9%，红细胞计数 3.58×10^{12}/L，血红蛋白 110g/L，红细胞压积 34.1%，血小板计数 438×10^9/L，血

小板平均体积 7.1fL。降钙素原 0.31%。尿常规：pH
值 6.5。

诊断：耳聋（突发性耳聋）。

审因：药物损害？

辨证：肝郁血瘀。

治法：疏肝理气，活血开窍。

取穴：百会、地五会、中脘、天枢、太阳、外关、三
阴交、蠡沟、丘墟、经渠、中渚、水泉。

操作：毫针刺，平补平泻。

疗效：治疗 3 次后患者耳中出现嗡嗡之声；2 周后听力
恢复，头晕消失。

按语：暴聋是指发病突然，猝然耳聋，或伴有耳鸣、
眩晕的一种急性耳病。暴聋首见于《黄帝内经》，如《素
问·厥论》说："少阳之厥，则暴聋……"《黄帝内经》中
有多处提到"聋"或"暴聋"的病因病机，例如《素问·
生气通天论》提到了劳逸过度、外感暴热导致煎厥而聋，
《素问·通评虚实论》亦提到了肝病气逆导致耳聋，《素
问·六元正纪大论》提到了气候、运气变化与耳聋的关系。
其后历代医家从风邪外袭、肝气郁结、肝火上逆、痰火上
扰、气滞血瘀等方面探讨了其病因病机，并且提出了证治
方药、针灸、导引、食疗等诸多治疗方法，从而使暴聋的
理论日趋完善，治疗手段日益丰富。

既往耳聋多责之于肾、胆，此例暴病耳聋不除外药物

治疗的副作用，但总体治疗以疏通少阳、化瘀通窍为法。头为诸阳之会，百会穴居颠顶正中，督脉、足太阳经均入络于脑，故百会可治疗头痛和眩晕等症。地五会为足少阳胆经穴，此穴能治足病，五趾不能着地者可使五趾着地，站立平稳，故名地五会。地五会为足少阳脉气之所发，"病在头者，取之足"，故本穴有疏肝利胆、通经活络之效，可治疗肝胆郁热，风火上攻所致的头面五官之疾。中脘为胃之募穴，八会穴中的腑之会穴，又是任脉与足阳明经的交会穴，故有调理胃气、通达六腑的作用。足阳明经属胃络脾，胃为六腑之长，天枢又是大肠的募穴，与中脘相配，补益脾胃，调畅三焦。太阳为经外奇穴，可治疗穴位局部和邻近的病变，有明目止眩之功。三阴交滋补肝肾。外关通阳维脉，主表散邪，且行于头之侧部，入耳中，善治耳聋耳鸣。中渚为手少阳三焦经输穴，渚是江中小洲之意，三焦水道似江，脉气至此输注留连，犹如江中有渚，故名中渚。手少阳之脉，其支者从耳后入耳中，出走耳前，故中渚可清宣少阳经气，祛邪散滞，善于治疗耳部疾患。经渠为肺经之经穴，系金中之金，取金生水之意。丘墟为足少阳之原穴，具有清宣少阳郁热、清泻肝胆火热、疏利肝胆之功。蠡沟为足厥阴肝经之络穴，善于沟通肝胆两经，功可泻肝调经，清热消肿，缓解紧张，与丘墟相配，通利三焦，疏调气机。水泉为足少阴肾经气血深聚之郄穴，善于活血通经。

第二节　口　疮

医案

李某，男，27 岁。

就诊时间：2004 年 8 月。

主诉：口腔内溃烂反复发作 20 余年。

现病史：患者自幼大便干结，常发生口腔内及舌体溃烂，服用泻火药方能缓解，随着年龄的增长，偶有大便干结，则发口腔糜烂溃疡，服用泻火药物后效果已较前差。刻下症：颊内黏膜上及舌中溃疡各 1 处，疼痛，不敢咀嚼食物，口臭，大便干结，小便黄赤，身体壮实，面色红润。舌红，舌苔黄，乏津液，脉弦滑。查体：颊内黏膜上溃疡似黄豆大，舌体中心部溃疡似红豆大，溃疡中心凹陷，色呈鲜红，伸舌时流口水，疼痛。

诊断：口疮（口腔溃疡）。

审因：阳明实热。

辨证：心胃火盛。

治法：清热泻火，养阴解毒。

取穴：劳宫、照海、内庭。

操作：以毫针刺入穴位 5 分深，先针内庭、劳宫，行九六之泻法，再针照海，行九六之补法。留针 30 分钟。

疗效：针后当日大便 1 次，疼痛减轻；二诊后，疼痛消失，溃疡面愈合，再针 1 次以巩固疗效。

　　按语：口疮是以唇、舌、颊、上腭等处黏膜发生单个或多个淡黄色或灰白色溃烂点，疼痛或刺激时疼痛为特征的口腔疾病。本病以青壮年多见，且易反复发作，甚至没有间歇期。口疮之名，首见于《素问·气交变大论》："岁金不及……民病口疮……"《诸病源候论·唇口病诸候》记载："手少阴，心之经也，心气通于舌。足太阴，脾之经也，脾气通于口。脏腑热盛，热乘心脾，气冲于口与舌，故口令舌生疮也"。明确指出热乘心脾为口疮的病机。该案患者乃阳盛之人，心胃火盛，循经上炎于口而致口疮。内庭是足阳明胃经之荥穴，既清阳明经热，又治阳明腑热，清胃泻火。劳宫为手厥阴心包经之荥穴，五行属火，火乃木之子，《难经·六十六难》云"荥主身热"，故劳宫有泻心火、清心热的作用，又"心开窍于舌"，故该穴能治疗口疮、口臭等症。照海为肾经穴，其经脉入肺中，循喉咙，夹舌本，亦通阴跷脉，故照海可滋阴清热，宁神利咽，益阴填精，引火下行而口疮可消。明代张景岳《景岳全书·口疮》云："口疮……虽久用清凉，终不见效，此当察其所由，或补心脾，或滋肾水。"劳宫、照海配伍应用，心包经属火，肾经属水，两穴相配既滋肾水，又清心火，有补有清，水火既济，交通心肾，相辅相成，充分发挥了协同作用，是治疗口腔溃疡的常用对穴。

第三节 喉痹

医案 1

黄某，女，43 岁。

就诊时间：1996 年 8 月。

主诉：咽痛 3 年。

现病史：患者于 3 年前（从事厨师职业 5 年）出现咽部疼痛，干涩，食辛辣之品后症状加重，经多方求治，行手术治疗，清热解毒、消炎止痛类药物频服，仍未见效，痛苦异常。刻下症：咽痛，干涩，口干，手足心热，眠差，多梦，大便干，小便调。舌暗红，苔薄黄，脉细弦。查体见咽部稍红。

诊断：喉痹（慢性咽炎）。

审因：火热伤阴。

辨证：阴津亏损。

治法：滋津降火。

取穴：二间。

操作：毫针刺。

疗效：治疗 3 次而症情痊愈。

按语：该患者过食油炸辛辣之品，损伤脾胃，耗伤阴津，咽部失养，故疼痛。大肠主"津"所生病，故取手阳明大肠经之穴。二间为手阳明所溜之荥穴，在五行为水，为本经子穴，故刺之能泻本经实热，功善清热消肿，善于治疗热邪所致的五官诸窍病证，尤长治疗阳明燥热所引起的咽痛。《针灸甲乙经》云："多卧善唾，肩髃痛寒，鼻鼽赤多血，浸淫起面，身热，喉痹如哽，目眦伤，忽振寒，背痛，二间主之。"

医案 2

刘某，女，37 岁。

就诊时间：2010 年 7 月 6 日。

主诉：咽干咽痛 4 年，加重 1 年。

现病史：患者因职业需要，平素多语，有粉尘接触史，4 年前出现咽干、咽痛，咽中有痰，量少不易咳出，曾诊断为过敏性咽炎，症状反复，时轻时重。刻下症：咽喉哽哽，痰有黏着感，咽燥微痛，时有喷嚏、流涕，形寒肢冷，胃纳欠佳。舌淡暗，苔薄白，脉细。

既往史：过敏性鼻炎。

理化检查：血常规（-）。

诊断：喉痹（慢性咽炎）。

审因：多言伤气。

辨证：脾胃阳虚，咽喉失养。

治法：健脾升清，温阳利咽。

取穴：百会、上星、通天、廉泉、外关、公孙、丰隆、血海、商丘、合谷、列缺、解溪、照海、太白。

操作：毫针刺，平补平泻。

医嘱：忌鸡蛋、鱼虾。

2010年7月22日二诊：咽干、异物感、鼻塞流涕改善，无形寒肢冷，仍咽痛。

取穴及操作：少商、商阳放血，中脘、天枢、列缺、三阴交、蠡沟、公孙、曲池、通里、足三里毫针刺。

疗效：治疗1个月后诸症消失。

按语："喉痹"一词，最早见于帛书《五十二病方》。《素问·阴阳别论》亦记载："一阴一阳结，谓之喉痹。"痹者，闭塞不通之意。喉痹是指以咽痛或异物感不适，咽部红肿，或喉底有颗粒状突起为主要特征的咽部疾病。西医学的咽炎及某些全身性疾病在咽部的表现可参考本病进行辨证施治。

考虑患者过敏性鼻炎、咽炎并存，故治疗时二者兼顾。百会为三阳五会，为"阳脉之海"。上星位于头上，阳中之阳，为督脉经气之所发，宁神通鼻。通天者，鼻司呼吸以通天气，此穴为治疗鼻病的常用穴，《铜人腧穴针灸图经》云其主治"鼻塞闷……鼻多清涕"。廉泉，位于喉舌中间，内应舌根，为阴维、任脉之交会穴，二脉上达舌咽，故廉泉功可清利咽喉、通利舌络，凡外邪内伤所致之舌疾咽喉病皆可治之。外关为少阳之络，通阳维脉，阳维主外、主表，故取外关疏风散邪。太白是足太阴脾经原穴，功善健脾理气；公孙是足太阴脾经之络穴，《脉经》提到其可治疗

"胃中有冷"；商丘者脾之经穴，功可健脾胃、化湿滞，《针灸甲乙经》云其主治"脾虚令人病寒不乐"。三者合用，健脾散寒，化湿理气。解溪为足阳明胃经的经穴，解表散寒，足阳明经起于鼻之交频中，故解溪有类似白芷宣通鼻窍的作用。丰隆为胃经之络穴，可治"气逆则喉痹瘁喑"。血海为脾经穴位，脾主裹血，温五脏，穴为足太阴脉气所发，气血归聚之海，故名血海，又名血郄，具有活血化瘀、健脾利湿之效。手阳明大肠经贯颊，经过面部和口唇，鼻及足阳明经相联系，合谷又为其原穴，是治疗头面五官疾病的要穴。古称雷电之神为列缺，有通上彻下之能而可治头面颈项病，有宣肺疏风、通调任脉之功。列缺与合谷相配伍称原络配穴法，可解表宣肺。"阴跷照海膈喉咙"，照海利咽喉，与列缺通合于肺系咽喉，相得益彰。

脾胃中土与咽喉关系密切，如《外科正宗》中记载："中气不足，脾气不能中护，虚火易致上炎。"土不生金，运化无权，阴津不布，肺失濡养，肺津不足，则虚火上炎。治疗后期，随着阳气来复，针对热象，采取手太阴肺经穴井穴少商、手阳明大肠经井穴商阳点刺放血，清热利咽。中脘为胃之仓廪，理中和胃之效甚佳。天枢其经脉属胃络脾，又是大肠的募穴，是大肠经气汇集之处，与中脘配合，健脾和胃，疏通中焦。足三里为胃经合穴、胃之下合穴，理脾胃，调气血，补虚弱。三阴交位于足太阴脾经，为肝、脾、肾三经的交会穴，可加强健脾胃、补气血之功。阳明为两阳之合，其火通明，言其阳气隆盛，曲池为阳明经合穴，合为汇合之意，犹江河入海，言其经气最盛，故曲池通调经络作用当为之最；本穴配五行属土，土乃火之子，施泻法，其清热作用亦当为之最，故曲池的作用特点是清热和通络，清本经所循器官之热，如咽喉肿痛。手少阴之脉，从心系却上肺，手少阴经别，属于心，上走喉咙，故取手少阴经穴通里以宣肺利咽。足厥阴络穴蠡沟，功善利气、通络。

第四节　梅核气

医案

高某，男，36 岁。

就诊时间：2009 年 2 月 9 日。

主诉：咽中异物感 20 余年。

现病史：患者于 20 余年前不慎跌入厕所后于露天冲洗身体，其后出现喉咙咕咕作声，咽部异物感，曾于外院诊为慢性咽炎，经多种治疗无效，遂来针灸科就诊。刻下症：咽部异物感，咯之不出，咽之不下，不痛不痒，不碍饮食及呼吸，经常做清嗓子咳痰动作。精神状态良好，余无明显不适。纳眠可，二便调。苔白腻，脉弦滑。

既往史：慢性鼻炎 10 余年。

理化检查：血常规未见异常。

诊断：梅核气（慢性咽炎？）。

审因：郁闷气滞。

辨证：气郁痰凝，阻于咽喉。

治法：行气开郁，化痰散结。

取穴：通里、列缺、支沟、照海、丰隆、关元、气海、蠡沟。

操作：毫针刺，留针 30 分钟。

疗效：治疗 3 个月，症情基本缓解。

按语：梅核气是指以咽部异物感如梅核梗阻，咯之不出，咽之不下为主要特征的疾病。《金匮要略·妇人杂病脉证并治》最早描述了"妇人咽中如有炙脔"的症状。《赤水玄珠·卷三》更是明确指出："生生子曰：梅核气者，喉中介介如梗状。又曰：痰结块在喉间，吐之不出，咽之不下者是也。"

该患者乃跌入厕所，心情郁闷，加之露天冲凉，寒湿侵袭，聚湿生痰，痰气互结于咽喉而为病。手少阴之脉从心系却上肺，手少阴经别属于心，上走喉咙，故取手少阴经穴通里宣肺通闭以治咽喉疾病。列缺为手太阴之络穴，八脉交会穴之一，通于任脉；照海为足少阴肾经穴，八脉交会穴，通阴跷。《八脉交会八穴歌》曰："列缺任脉行肺系，阴跷照海膈喉咙。"通于任脉的列缺穴和通于阴跷脉的照海穴，通合于肺系咽喉和胸膈，二穴配伍，主治咽喉不适。足阳明经脉属胃络脾，足阳明经别上通于心，足阳明络脉上络头项，合诸经之气，下络喉咽，取其络穴丰隆，如元代王国瑞《玉龙歌》云"痰多宜向丰隆寻"，明代楼英《医学纲目》云"诸痰为病，头风喘嗽，一切痰饮，取丰隆、中脘"，故丰隆善治痰饮，是治疗一切痰证的要穴。支沟是手少阳三焦经经穴，"经主喘咳寒热"，宣通三焦气机。蠡沟为足厥阴肝经别走足少阳胆经之络穴，善于沟通二经之经气，如《铜人腧穴针灸图经》云："治卒疝，少腹肿，时少腹暴痛，小便不利如癃状，数噫恐悸，少气不足，腹中痛悒悒不乐，咽中闷如有息肉状，背拘急不可俯仰。"支沟、蠡沟同用，疏肝理气，利湿通结。气海为任脉经穴，任脉与冲脉同起于胞宫，向后与督脉、足少阴之脉相并，同时任脉和足三阴、手三阴经脉联系，故又称为诸阴之海，故气海为治疗一切气病的要穴，疏理气机之效尤佳。关元是足太阴脾经、足少阴肾经、足厥阴肝经和任脉的交会穴，故本穴可治疗四经关联病证，取之可补肾疏肝，调理气血。诸穴合用，疏肝理气，化痰通结。

第五节　喉　喑

医案

龚某，女，9岁。

就诊时间：2010年7月19日。

主诉：声音嘶哑3个月。

现病史：患者于3个月前唱歌后喝冷饮，随即出现声音嘶哑，曾于外院五官科诊断为声带迟缓、声带麻痹，服汤药后无效。刻下症：声嘶无音，欲言不能，喉内不适，有异物感，常需清嗓，纳眠可。舌暗红，苔白黄相兼。

理化检查：血常规：单核细胞百分比 7.8%，中性粒细胞百分比 53%，淋巴细胞百分比 36.9%。

诊断：喉喑（声带迟缓、声带麻痹）。

审因：寒热互结。

辨证：痰浊湿重。

治法：温中散寒，清宣肺气，化痰开音。

取穴：列缺、经渠、太渊、通里、公孙、蠡沟、鱼际、合谷、曲池、解溪、陷谷、太溪、复溜、照海。

操作：毫针刺，平补平泻。

医嘱：忌酸冷。

2010 年 7 月 20 日二诊：针后患者咽部感觉轻松，舌淡红，苔薄白。

取穴：经渠、通里、照海、曲池、合谷、鱼际、解溪、液门、公孙。

2010 年 7 月 30 日三诊：针后患者咽部感觉轻松，可发声，仍声音嘶哑。

取穴：大椎、肾俞、秉风（拔罐）、列缺、液门、合谷、昆仑、阳辅、列缺、太溪、复溜。

疗效：共治疗 30 次，症情临床告愈。

按语：喉喑是指以声音嘶哑为主要特征的喉部疾病。

西医学中喉的急慢性炎症性疾病、喉肌无力、声带麻痹等可参考本病进行辨证施治。其起病急骤者，有"暴喑"之称。《仁斋直指方》提出了"心为声音之主，肺为声音之门，肾为声音之根"的认识，对后世的影响巨大，目前仍然是指导"喑证"临床认识的重要理论。《名医类案》中以"声喑"为名，全面系统地论述了喉喑的病因病机、证候特点和辨证论治，并提出了著名的"五脏为喑"及"喑哑虚实"的辨证特点。这是脱离了单一的"急暴喑"论述框架，从而提出了"金实不鸣，金破不鸣"的理论基础。

该患儿引吭高歌，引发肝肺有热，饮用冷饮，寒邪侵袭肺胃，导致寒热错杂，虚实相兼。治以寒热平调，补虚泻实。列缺为肺经络穴，向内连属肺脏。肺主肃降，司呼吸，为宗气出入之所。喉司纳气，内通于肺。故取列缺为治。经渠为肺经之经穴，能开肺郁泻肺热，《针灸大成》云其主"疟寒热，胸背拘急，胸满膨嗜，喉痹"。太渊为肺经原穴、脉之会穴，宣肺化痰。鱼际为肺经荥穴，"荥主身热"，故鱼际清肺热，《百证赋》载有鱼际配液门治喉痛。通里为手少阴之络穴，手少阴经脉从心系却上肺，手少阴经别属于心，上走喉咙，故取手少阴经穴通里宣肺通闭以治暴喑。金水相生，肾经入肺中，循喉咙，故取原穴太溪、经穴复溜，补肾清热，配合照海利咽喉。手阳明经别上循于喉咙，取其原穴合谷，《外台秘要》云其主"喑不能言"；其合穴曲池，五行属土，土乃火之子，故曲池可清热泻火、疏通经络。《针灸大成》中合谷、曲池相配治疗咽中闭。液门为三焦经荥穴，可通调三焦之气，肺属上焦，肾为下焦，故此穴也可调畅肺肾气机，起到宣通气机、育阴升津润喉之效，因此常用于声音嘶哑、失音等症。公孙为脾之络穴，善于散胃中寒气。解溪是胃经的经穴，功可散寒解表；陷谷为其输穴，补土容水。昆仑为膀胱经经穴，与内踝后之太溪，表里相通，阴阳相合。阳辅为胆经经穴，解表散邪，沟通内外，《针灸甲乙经》取其治喉痹。诸穴配伍，清肺散寒，补肾开音。

第六节　风牵偏视

医案

袁某，男，31岁。

就诊时间：1991年5月。

主诉：复视2周。

现病史：患者于2周前突发复视，视物不清，左眼内收，活动受限，眼动不及边，视物时头部偏斜，无瞳神散大，偶有头晕，无明显恶心呕吐，步态尚稳，遮盖一眼，症状多可消失。无口眼㖞斜，无半身不遂及言语不利。纳可，眠欠安，二便调。舌淡红，苔薄白，脉弦。

诊断：风牵偏视（麻痹性斜视）。

审因：外邪所伤。

辨证：风伤筋脉（内紧外弛）。

治法：祛风通络。

取穴：百会、外关、瞳子髎、悬钟、阳陵泉、风池。

操作：毫针刺，以得气为度。

疗效：1周而症情痊愈。

按语：本病多由风邪而起，具有眼珠突然偏斜、转动受限、视一为二等症状，故称风牵偏视。《灵枢·大惑论》记载："故邪中于项，因逢其身之虚，其入深，则随眼系以入于脑，入于脑则脑转，脑转则引目系急，目系急则目眩以转矣。邪其精（通睛），其精（通睛）所中不相比也，则精散，精散则视歧，视歧见两物。"治疗以通调经气、荣养目窍、调节眼肌为法则。百会为百神之会，而调全身之神机，功可平肝息风、开窍宁神，为治风要穴，可用于各种内外风病的治疗；外关是手少阳三焦经络穴，又是八脉交会穴之一，通于阳维脉，阳维脉的功能是"维络诸阳"而主表；瞳子为目之精华，瞳子髎为手足少阳之会，且其经起于目锐眦，位于眼旁，是治疗眼疾的要穴；阳陵泉为足少阳胆经之合穴，八会穴之筋会，少阳为风木之经，取之息风、舒筋；悬钟为"髓会"，脑为髓海，肝胆相表里，故悬钟有疏肝补肾之功；风池为足少阳、阳维脉交会穴，而阳维脉系诸阳经，主一身之表，足少阳经和足厥阴经相表里，肝胆内寄相火，为"风木之脏"，极易化火动风，所以风池可治外风、内风引起的各种病证。

第七节　瞳神紧小

医案

谢某，男，39 岁。

就诊时间：1990 年 4 月。

主诉：左眼珠疼痛近 2 周。

现病史：患者于 2 周突然出现右眼珠疼痛，于西医院诊断为虹膜睫状体炎，予抗炎治疗，无明显改善，后突然失明。2 天后另一只眼珠疼痛，遂急来中医诊治。刻下症：眼珠疼痛，痛连眉棱骨及颞部，入夜尤甚，羞明流泪，视力下降。胞睑红甚，虹膜肿胀，纹理不清，瞳神缩小，展缩失灵。口干面赤，烦躁不安，纳眠差，大便干。舌红，苔黄，脉弦数。

诊断：瞳神紧小（虹膜睫状体炎）。

审因：热郁化火。

辨证：肝经火热。

治法：清肝泻火，明目止痛。

处方：

车前子 10g　茺蔚子 15g　杭菊花 15g　生地黄 15g

蒲公英 20g　金银花 15g　白芍 15g　　防风 8g

细辛 1g　　　密蒙花 15g　牡丹皮 10g　大黄 10g

紫花地丁 15g

疗效：2 周后症情痊愈。

按语："瞳神紧小"一名，首见于《证治准绳》，及时治疗，预后良好。若病转迁延或反复发作，最终可出现许多并发症，如继发绿风内障、晶珠混浊，甚至神水枯竭，眼珠痿软而失明。

方中车前子多与菊花相伍清肝热而明目，治疗目赤肿痛。茺蔚子苦寒，入肝经，《神农本草经疏》云"茺蔚子……此药补而能行，辛散而兼润者也。目者，肝之窍也。益肝行血，故明目益精"，是清肝明目之佳品。蒲公英、紫花地丁加强清肝明目之力。生地黄清热凉血、养阴生津，金银花清热解毒，芳香疏散，透营转气，牡丹皮辛寒，入血分而善于清透阴分伏热，配合诸药清热凉血。白芍养阴柔肝，平抑肝阳。防风专入肝脾二脏，辛能散肝郁，正如《素问·脏气法时论》所说，"肝欲散，急食辛以散之"；香能舒脾气，其性升浮，能升清，为风药之润剂、治风之通用药，取之疏肝解郁，调畅气机。密蒙花清肝泻火，养肝明目，《神农本草经疏》云："密蒙花……盖肝开窍于目，目得血而能视。肝血虚则为青盲浮翳，肝热甚则为赤肿眵泪赤脉……此药甘以补血，寒以除热，肝血足而诸证无不愈矣。"细辛辛温通窍，芳香走窜，《神农本草经》云其"主咳逆，头痛脑动，百节拘挛，风湿痹痛死肌。久服明目，利九窍"，略佐细辛，引药透达。大黄既可泻下攻积，又使热毒下泄，配合金银花、蒲公英清热解毒。诸药相伍，清泻肝火，明目退翳。